瑜伽文库
YOGA LIBRARY

正行·实践

体式神话
瑜伽传统故事精粹
（第二版）

Myths of the Asanas
The Stories at the Heart of the YOGA Tradition

[美] 阿兰娜·凯瓦娅　　[荷] 阿诸那·范德·库伊 ◉ 著

徐娜娜 ◉ 译

四川人民出版社

图书在版编目（CIP）数据

体式神话：瑜伽传统故事精粹 /（美）阿兰娜·凯
瓦娅,（荷）阿诸那·范德·库伊著；徐娜娜译. — 2版
. — 成都：四川人民出版社, 2024.4
（瑜伽文库 / 王志成主编）
ISBN 978-7-220-13454-8

Ⅰ.①体… Ⅱ.①阿… ②阿… ③徐… Ⅲ.①瑜伽—
基本知识 Ⅳ.①R793.51

中国国家版本馆CIP数据核字（2023）第170714号

四川省版权局著作权登记 [图进] 21-2019-567

TISHI SHENHUA：YUJIA CHUANTONG GUSHI JINGCUI

体式神话：瑜伽传统故事精粹

[美] 阿兰娜·凯瓦娅　　　[荷] 阿诸那·范德·库伊　著

徐娜娜　译

责任编辑	蒋科兰　张新伟
封面设计	李其飞
版式设计	戴雨虹
责任校对	申婷婷
责任印制	周　奇
出版发行	四川人民出版社（成都三色路238号）
网　　址	http：//www.scpph.com
E-mail	scrmcbs@sina.com
新浪微博	@四川人民出版社
微信公众号	四川人民出版社
发行部业务电话	（028）86361653　86361656
防盗版举报电话	（028）86361653
照　　排	四川胜翔数码印务设计有限公司
印　　刷	成都蜀通印务有限责任公司
成品尺寸	146mm×208mm
印　　张	6.5
字　　数	103千
版　　次	2024年4月第2版
印　　次	2024年4月第1次印刷
书　　号	ISBN 978-7-220-13454-8
定　　价	42.00元

"瑜伽文库"总序

　　古人云：观乎天文，以察时变；观乎人文，以化成天下。人之为人，要旨即在切入此间天人之化机，助成参赞化育之奇功。在恒道中悟变道，在变道中参常则，"人"与"天"相资为用，时时损益且鼎革之。此诚"文化"演变之大义。

　　中华文明源远流长，含摄深广，在悠悠之历史长河中，不断摄入其他文明的诸多资源，并将其融会贯通，从而返本开新、发阃扬光。古有印度佛教文明传入，并实现了中国化，成为中华文明之整体的一个有机部分。近代以降，西学东渐，一俟传入，也同样熔铸为中华文明之一部，唯其过程尚在持续之中。尤其是20世纪初，马克思主义传入中国，并迅速实现中国化，推动了中国社会的巨大变革……

任何一种文化的传入，最基础的工作都是该文化的经典文本的传入。因为不同的文化往往基于不同的语言，故文本的传入就意味着文本的翻译。没有文本的翻译，文化的传入就难以为继，无法真正兑现为精神之力。佛教在中国扎根，需要很多因缘，而持续近千年的佛经翻译无疑具有特别重要的意义。没有佛经的翻译，佛教在中国的传播几乎不可想象。

随着中国经济、文化的发展，随着中国全面参与到人类共同体之中，中国越来越需要了解其他文化，需要一种与时俱进的文化心量与文化态度——一种开放的，并同时具有历史、现实、未来三个面向的态度。

公元前8世纪至公元前2世纪，在地球不同区域都出现过人类智慧的大爆发，这一时期通常被称为"轴心时代"（Axial Age）。这一时期形成的文明影响了之后人类社会2000余年，并继续影响着我们生活的方方面面。随着人文主义、新技术的发展，随着全球化的推进，人们开始意识到我们正进入"第二轴心时代"。但对于我们是否已经完全进入这样一个新的时代，学者们尚持不同的观点。英国著名思想家凯伦·阿姆斯特朗（Karen Armstrong）认为，我们正进入第二轴心时代，但我们还没有形成第二轴心时代的价值观，我们还依赖着第一轴心时代的精神遗产。全球化给我们带来诸多便利，但也带来很多矛盾和张力，甚至冲突。这些冲突一时难以化解。因此，我们须要在新的历史境遇下重新审视轴心文明丰富的精神遗产。此一行动，必是富有意义的，也是刻不容缓的。

我们深信：第一，中国的轴心文明，是地球上曾经出现的全球范围的轴心文明的一个有机组成部分；第二，历史上的轴心文明相对独立，缺乏足够的互动与交融；第三，在全球化背景下不同文明之间的互动与融合必会加强和加深；第四，第二轴心时代文明不可能凭空出现，须以历史的继承和发展为前提。诸文明的互动和交融是发展的动力，而发展的结果将构成第二轴心时代文明的重要资源与有机组成部分。

简言之，由于我们尚处在第二轴心文明的萌发期和创造期，一切都还显得幽暗和不确定。我们应该主动地为新文明的发展提供自己的劳作，贡献自己的理解。考虑到我们自身的特点，我们认为，极有必要继续引进和吸收印度正统的瑜伽文化和吠檀多典籍，并努力使之与中国固有的传统文化及尚在涌动之中的中国当代文化互勘互鉴乃至接轨，努力让古老的印度文化服务于中国当代的新文化建设，并最终服务于人类第二轴心时代文明之发展。此所谓"同归而殊途，一致而百虑"。基于这样朴素的认识，我们希望在这些方面做一些翻译、注释和研究工作，出版瑜伽文化和吠檀多典籍就是其中的一部分。这就是我们组织出版这套"瑜伽文库"的初衷。

由于历史与个体经验皆有不足，我们只能在实践中不断累积行动智慧，慢慢推进这项工作。所以，我们希望得到社会各界和各方朋友的支持，并期待与各界朋友有不同形式的合作与互动。

"瑜伽文库"编委会

2013年5月

"瑜伽文库"再序

经过多年努力，"瑜伽文库"已粗具体系化规模，涵盖了瑜伽文化、瑜伽哲学、瑜伽心理、瑜伽实践、瑜伽疗愈、阿育吠陀瑜伽乃至瑜伽故事等，既包含古老的原初瑜伽经典，又包含古老瑜伽智慧的当代阐释和演绎。瑜伽，这一生命管理术，正滋养着当下的瑜伽人。

时间如梭，一切仿佛昨日，然一切又有大不同。自有"瑜伽文库"起，十余年来，无论是个人，还是环境、社会，抑或整个世界，都经历了而且正在经历着深刻且影响深远的变化。在这个进程中，压力是人们普遍的感受。压力来自个人，来自家庭，来自社会。伴随着压力的，是无措、无力、无奈，是被巨大的不确定性包裹着的透支的身体和孤悬浮寄的灵魂。

不确定性，是我们这个世界的普遍特征，而我们却总渴望着确定性。在这尘世间，种种能量所建构起来的一切，都是变动不居的。一切的名相都是暂时的、有限的。我们须要适应不确定性。与不确定性为友，是我们唯一的处世之道。

期盼，是我们每个人的自然心理。我们期盼身体康健、工作稳定、家庭和睦，期盼良善地安身立命，期盼世界和平。

责任，是我们每个人都须要面对、须要承担的。责任就是我们的存在感：责任越大，存在感越强；逃避责任或害怕责任，则让我们的存在感萎缩。我们须要直面自身在世上的存在，勇敢地承担我们的责任。

自由，是我们每个人真正渴望的。我们追求自由——从最简单的身体自由，到日常生活中的种种功能性自由，到内心获得安住的终极存在的自由。自由即无限，自由即永恒。

身份，是我们每个人都期望确定的。我们的心在哪里，我们的身份就在哪里。心在流动，身份在转变。我们渴望恒久的身份，为的是尘世中的安宁。

人是生成的。每个个体好了，社会才会好，世界才会好。个体要想好，身心安宁是前提。身心安宁，首先需要一个健康的身体。身体是我们在这世上存在的唯一载体，唯有它让我们生活的种种可能性得以实现。

身心安宁，意味着有抗压的心理能量，有和压力共处的能力，有面对不确定的勇气和胆识，有对自身、对未来、对世界的期盼，有对生活的真正信心、对宇宙的真正信心、对人之为人的真正信心。有了安宁的身心，才能履行我们的责任——不仅是个体的责任，还有家庭的责任、社会的责任、自然和世界的责任。我们要有一种宇宙性的信心来承担我们的责任。在一切的流动、流变中，"瑜伽文库"带来的信息，可以为承担这种种的责任提供深度的根基和勇气，以及实践的尊严。

"瑜伽文库"有其自身的愿景，希望为中国文化做出时代性的持续贡献。"瑜伽文库"探索生命的意义，提供生命实践的路径，奠定生命自由的基石，许诺生命圆满的可能。"瑜伽文库"敬畏文本，敬畏语言，敬畏思想，敬畏精神。在人类从后轴心时代转向新轴心时代的伟大进程中，"瑜伽文库"为人的身心安宁和精神成长提供帮助。

人是永恒的主题。"瑜伽文库"并不脱离或者试图摆脱人的身份。人是什么？在宏阔的大地上，在无限的宇宙中，人的处境是什么？"瑜伽文库"又不仅仅是身份的信息。透过她的智慧原音，我们坦然接受人的身份，却又自豪并勇敢地超越人的身份。我们立足大地，我们又不只属于大地；我们是宇宙的，我们又是超越宇宙的。

时代在变迁，生命在成长。走出当下困境的关键，不在于选择，而在于参与，在于主动地担当。在这个特别的时代，我们见证一切的发生，参与世界的永恒游戏。

人的经验是生动活泼的。存在浮现，进入生命，开创奋斗，达成丰富，获得成熟，登上顶峰，承受时间，生命圆满——于这一切之中领略存在的不可思议和无限可能。

"瑜伽文库"书写的是活泼泼的人。愿你打开窗！愿你见证！愿你奉献热情！愿你喜乐！愿你丰富而真诚的经验成就你！

"瑜伽文库"编委会

2020年7月

目　录

序

瑜伽是神话的。它是永恒广袤的宇宙力量的一种反映。宇宙力量的创造、接续与消融在瑜伽中得以通过体式和手印的形式体现。你不需要跑到印度去体验眼镜蛇式中眼镜蛇在体内盘绕的力量，或树式中大树根基的力量。但在西方，很少有人知道瑜伽体式名称背后的故事，或者在印度从小孩到老师人尽皆知的湿婆（Shiva）与象头神甘内什（Ganesha）无处不在的本质。绝大多数印度歌曲、舞蹈以及视觉艺术都是对神话的描述。神话是特殊的老师。这些故事时而神秘，时而矛盾，时而平和，时而愤怒，但本质都是释放与解脱。

像神猴哈努曼（Hanuman）一样将你的心脏打开会是什么感觉？伟大的圣哲巴拉瓦伽（Bharadvaja）是谁？阿施

达瓦格拉（Astavakra）是谁？体式是以谁来命名的？舞王式（Natarajasana）的重要性体现在哪里？

当你学习体式故事时，你便进入一个创造意识空间中。在这里，你不再需要知道外在体式——那些了不起的动态身印——而只需了解内在的体式，即神话故事所意指的情境。

我的父亲在做艺术生时给我起了西瓦（Shiva）这个名字。此前他从未上过瑜伽课，只是深深地被湿婆的神话触动了而已。头发蓬乱的宇宙舞者湿婆，借助坦达瓦舞（Ananda Tandava）的崇高恩典与力量大力毁灭无知，是20世纪60年代末的伟大原型。七岁的我望着外面的世界，感受到宇宙毁灭的沉重。在童年的大部分时光里，我都认为自己的名字是毁灭之主的意思，百科全书和词典也常常这样来解读。在当时，我没有遇到一本书或一位老师来揭示这个名字的深层意义。现在我知道湿婆拥有上千个名字——从作为所有的瑜伽体式的缘起，和平崇高的大修行者（Mahayogin），到莎克蒂（Shakti）的爱人卡玛戴瓦（Kamadeva），到狂野之神鲁德拉（Rudra）。

我几近疯狂地热爱着诸神，伟大女神杜尔迦（Durga）的故事激励我在人生的暴风雨中安定下来。女神杜尔迦率领六万四千女瑜伽士冲入乱世，用她强烈的爱复兴了世界。我自认为是一个平和、简单、热爱自然的人，然而瑜伽神话中有其充满野性且能令人体验到极度满足的部分，这一部分粉碎了我们对于自身神性本质所持有的僵化、保守以及肤浅的想法，并真正地在人生之路的光明与黑暗中照见我们。

本书作者阿兰娜和阿诸那通过《体式神话——瑜伽传统故事精粹》这本书将他们作为资深瑜伽练习者及唱诵艺术家得来的深度感悟奉献给大家。他们生活在自己的内心，生活在神话得以映射的这片疆土上。我要向大卫·莱夫（David Life）及沙伦·甘农（Sharon Gannon）致敬，向吉瓦穆提瑜伽培训师阿兰娜致敬，因为这种途径，萨德桑伽（satsang）——通过瑜伽智慧教导来分享真理——得以进入体式练习的领地。如果你是瑜伽练习者，那你一定会享受到这本书为你带来的神话智慧。

然而，即使你对体式一无所知，你依然能够从这些强大的神话故事中获益。因为，它们从有记录的历史以来就维持着瑜伽的流动发展。这些神话故事是一些对宇宙觉知最为深刻的见解。甚至爱因斯坦，也是受舞王（Nataraja）创造神话的深刻影响发现了量子力学。

我希望你能像我一样享受这本宛若珍宝的书。它将是你手边的学习资料，需要你慢慢吸收这些教导的力量，融入你自己的觉知中，体现在你的瑜伽练习里。这本书非常适合瑜伽老师们，而我也终于找到了这么棒的资源可以推荐给我自己的瑜伽教培学员作深入学习之用。

为伟大的甘内什和他用来帮助维亚萨记录《摩诃婆罗多》中神话的象牙而欢呼！

为曼荼罗出版社继续支持像《体式神话》这类作品而欢呼！

祝福这条曲折人生路上的所有行者。

西瓦·雷亚（Shiva Rea）

2010年于哥斯达黎加

译者序

　　瑜伽，一块诞生于印度的瑰宝，于20世纪80年代在中华的沃土上扎根、发芽并日益彰显其光华。大众了解瑜伽，起先是通过电视节目，后由陆续开设起来的场馆，以及现在的网络瑜伽课程。随着网络的普及、中印瑜伽峰会的举办以及国际瑜伽日的设立，瑜伽在我国的影响力也日益增强。

　　细想起来，初识瑜伽的人往往会将瑜伽与体式之间画上等号。体位从易到难，流派自少变多，形式由简入繁……当对瑜伽的学习深入到一定阶段时，人们不禁疑惑：这些体式是如何被设计出来的？做这些体式的深层意义在哪里？带着疑问，我们遍寻网络，查到的无非是古代圣哲在森林中修习瑜伽，通过观察山川、树木、百兽而模拟其形态，云云。这样的解释过于简单，显然不能令人满意。那么，瑜伽体式的内涵究竟何在？

阿兰娜和阿诸那联袂撰写的《体式神话——瑜伽传统故事精粹》一书，为广大瑜伽爱好者打开了一扇向内探求瑜伽体式精髓的窗户。书分四章，按照体式之源——瑜伽士、神仙、圣哲、生灵——将体式背后的故事分类并娓娓道来。读后方知瑜伽体式不是简单的肢体动作，而是蕴含着万千的启迪与丰富的感情：莲花坐的故事让我们感受到种子冲出重重阻挠破出水面绽放于太阳底下的力量；舞王式的故事让我们读懂了湿婆脚踩无明恶魔击鼓毁灭换来新生的悲悯情怀；巴拉瓦伽三世修习经典而顿悟的故事让我们明白身体力行找到快乐、积累知识并与人分享智慧的道理；鱼儿聚精会神聆听教诲并以人身鱼尾（鱼王）的形象回归布道的故事传递给我们的是师生之间割舍不断的情谊与联结……全书30个瑜伽神话故事，以体式为载体，通过生动而清晰的讲解，不仅赋予体式以灵魂，深化读者对体式的感悟与体会，亦通过引经据典，激发读者对诸如《薄伽梵歌》《帕坦伽利〈瑜伽经〉及其权威阐释》等瑜伽典籍的学习兴趣。一个熟悉的体式、一个灵动的故事、一点趣味性的启发，本书对于所有瑜伽教师及瑜伽爱好者来讲都有助益。

经由外在，我们领略到瑜伽朦胧的美感，而只有当体式结合了呼吸，舒适稳定地安住于当下，真切地感悟到体式所蕴含的精髓与要义，我们才能真正地实现身、心、灵的和谐与统一。

徐娜娜

引 言

　　瑜伽的馈赠如同绽放的莲花花瓣，纷繁多样。虽说瑜伽的教化触及生活的方方面面，但是，体式练习让瑜伽风靡全球，这样说也是完全行得通的。体式练习挑战身体极限，令头脑专注，而其背后的哲学理念则推动灵性的成长。体式可以被看作祈祷词，它在我们身体、心灵乃至情绪健康方面都发挥着至关重要的作用。这一点，将体式练习与其他系统化的运动形式区别开来。

　　本书提供了大约30个体式的背景故事。体式常常以一些古代的瑜伽圣哲、神仙或神圣的动物来命名。体式背后的神话故事旨在启迪我们的灵感，提升瑜伽练习，让练习更有深度，更具冥想的品质。这些故事提供给我们一个全新的视角以审视自己，帮助我们通过体式将日常生活与瑜伽联结起来。

　　这本书里所有的故事都揭示了蕴藏于我们内在的一些潜能。除非我们用觉知唤醒这一潜能，否则它将永远处于休眠状态。

　　神话故事里的每一个角色都展示出人性的弱点，而这些弱点我们在生活中也很容易发现。所以，当我们读到哈努曼（Hanuman）在飞跃海洋之前犹豫不决时，我们可以联想一下生活中深有同感的瞬间，比如面对我们认为无法达成的事情时，我们对自身潜能及能力产生怀疑。

　　这些神话故事自古传诵至今。这些故事是否真真实实地发生过并不重要，重要的是它们所要传达的象征意义。古印度神话承载的是觉知的转化。瑜伽与神话学家米尔恰·埃利亚德（Mircea Eliade）将神话定义为"神性入世的巨大突破"。他提出，神话的语言并非辩论，而仅仅是简单的陈述。瑜伽灵性传统方面的神话有能力改变人们固有的行为模式，并能给予我们开明的洞察力以更接近真实的自我。这才是瑜伽传统真正关注的。就如艾克纳斯·伊斯瓦伦（Eknath Easwaran）所说，"瑜伽神话有为无限真理披上人类外衣的天赋"。

　　神话指向更高层次的觉知。它们描述了心灵由无知走向开悟的旅程。神话存在的目的是：带我们从假象走进现实，从以自我为中心的存在走入解脱的存在。解脱的存在具备三大要素：真理（sat）、觉知（cit）、喜乐（ananda）。

体式背后的神话故事能教会我们很多。沉思冥想于树的宽容实际上能激励我们变得更加包容。读了身体畸形的阿施达瓦格拉（Astavakra）如何成为国王老师的故事能打消我们对自身外在样貌的顾虑并摆脱自我的限制。惊讶于哈努曼的虔诚能帮助我们获得更多他所代表的灵性的力量及决心。通过神话故事，体式可以真正地成为转化的工具。我们希望这本书能为你练习、理解及热爱瑜伽增加一个新的维度。

第一章 瑜伽士体式

简单地说，瑜伽士是大千世界的具体表达。他们以自己的身体为工具，完成某些特定的体式，为的是理解身边世界如何运作。这样一来，瑜伽士便获得了共鸣、同情及敏感，这些品质都会引领人实现更高的意识状态，在瑜伽经文里称为头脑平静（chitta prasadanam）。

　　瑜伽（Yoga）的字面意思是"轭"或"联结"。对于瑜伽状态的其中一种描述是：相互联结的感觉，在这种状态下，我们体验到自己存在于万物，万物存在于我们当中。为了更充分地理解这一点，我们尝试通过体式练习来模仿宇宙中我们所知的事物。这种探索与亚瑟王的故事类似。当亚瑟还是一位年纪轻轻的王子时，他认为成为国王最有趣的就是可以统治整个王国。巫师梅林决定给他好好上一课。于是，他将王子变成了不同身份的人、动物及国土里存在的物体，比如农夫、鱼、树、水、岩石。这样一来，亚瑟王子便能够体会并理解那些人或物的真实感受了。亚瑟的这一经历给了他站在别人角度考虑问题的能力。他开始理解了，成为国王最重要的事情不是统治，而是服务。

瑜伽练习有相似的目标。我们模仿树、鱼、战士、乌龟，以及圣哲，这样一来，便能够理解他们的本质了。我们能真真切切地感受到圣哲的睿智以及树的稳定。我们能感受到战士的力量以及乌龟的坚定不移。最终，我们感受到自身与身边的一切生命紧密联结在一起。通过瑜伽体式练习，我们能感受到我们的身体就是宇宙的缩影。

瑜伽士准备好并愿意体现存在的所有状态，包括诸如蛇、蝎甚至死亡，这些令凡人望而却步的事物。通过瑜伽，我们将他人视为自己，将自己视为他人。这种练习给我们机会去消除伴随自我而生出的割裂，以及日常生活中的恐惧、愤世嫉俗与孤立。因了解这个世界而感到欢欣鼓舞，便意味着瑜伽士的旅程开始了。

莲花式
（Padmasana）

莲花式是最为典型的坐立冥想体式。在这个体式中，双脚交叉置于大腿上方，使得股骨压向地板，从而为坐立创造出根基感，并且让脊柱毫不费力地挺直起来。莲花不但是瑜伽士强有力的象征，而且常与我们内在的创造力联系在一起。创造性的另一个有力象征便是OM之音。

宇宙之汤

宇宙诞生前，毗湿奴（Vishnu）舒适地躺在他的卧榻（即千头蛇阿难陀）上。阿难陀（Ananta）盘绕在毗湿奴身下，为其提供了理想的休憩场所，数不清的蛇头给这位卧神提供阴凉与庇护。毗湿奴和阿难陀一同漂浮在孕诞之海上，世间万物都是在宇宙毁灭后进入这里。当创造之轮再次开始转动时，一朵巨大的莲花从毗湿奴的肚脐中长了出来。

这株莲花在他面前生长，随后美丽的花朵绽放开来，露出端坐其间的创造之神大梵天（Brahma）。大梵天长有四张脸，每张脸都分别看向一个基本方位——北、南、东和西。从他的四张嘴巴中依次发出神圣的OM之音所包括的四个部分："啊（ah）""呜（ooo）""姆（mmm）"，以及静默。这一声音令宇宙之海开始翻腾，形成了现今我们所知的宇宙。

OM象征着可能性。所有的可能性便从这个声音中生发出来。据说，OM所包含的四个部分代表一切事物必须经历的循环。第一部分"啊（ah）"（发音同"father"）代表创造或出生；第二部分"呜（ooo）"（发音同"room"）象征维持或生命；而第三部分"姆（mmm）"代表毁灭或死亡。这三部分分别由宇宙的三位大神，即大梵天、毗湿奴和湿婆（Shiva）来掌管。第四部分，即静默之音，被视为是最重要的。OM之音结束后，我们聆听。静默之音代表前三部分的完全消融。这种消融用瑜伽的术语可说成合

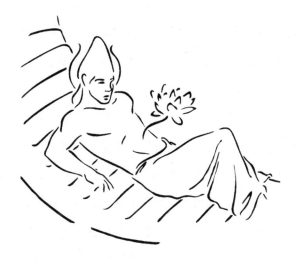

一、开悟或简单地理解为瑜伽。瑜伽课通常会以OM之音开始或结束。

象征着纯洁与完美的莲花作为这个创造之音的座台并非巧合。莲花从毗湿奴的肚脐中长出来，而我们在母亲子宫里也是通过肚脐接受滋养后长成婴儿，最终成为今天的样子。

莲花的象征

在印度各地，可见莲花生长在沟渠里、沼泽中，甚至是在污染最严重的水域。莲花虽外在华美，却有着卑微的缘起。它的种子落在泥塘底部的淤泥中，尽管远离水面，却并不妨碍其扎根、发芽，向阳而生。太阳象征着知识之光或终极真理。

光线通过水面会发生折射，这也是为什么水杯里的吸管看起来是弯的。因为折射，从水下很难清楚地看到阳光，但莲花依然知道必须向上生长透出水面才能见到最明媚的阳光。一旦长出水面，花朵盛开，小心翼翼让每一片花瓣都不沾泥水。它绽开粉色的花瓣，姿态轻盈地面向阳光，为自己的发现而欢喜。看着这样的花，没有人会想到它是从淤泥里长起来的。

这株神圣之花的旅程反映的是瑜伽士的旅程。我们植根于大地，陷于无尽的出生、死亡、病痛、灾难、庆祝、账单、租房及家庭关系的轮回中。瑜伽士知道，淤泥好比无明的泥垢，是将我们自己与神性本质以外的事物等同起来的大错误。据帕坦伽利的《瑜伽经》，无明是通往自我实现途中最大的障碍之一。我们用名字、事业、家庭史、疾病、伤痛、年龄、种族、宗教等一切能将我们和他人区别开的标签来定义自己。我们会说"我是女人，你是男人"，或者"我是美国人，你是伊拉克人"。如果不注意，　这些定义和标签会让我们在二元化的泥潭里越陷越深，看不到他人与自己本是同一整体里的一部分。这种思维体现出排外性，而瑜伽是在无论个体如何定义自己的情况下，设法将所有人联结到一起。

我们如莲花种子一般，可能时常感到自己陷于标签与隔离的泥淖中。偶然间，我们可能获得了一点智慧。或许在某个休息日，这一天与毗湿奴在波涛汹涌的海上所经历的嘈杂的一天相似，我们感觉到一丝智慧撬开了莲花种子的硬壳。就这样，我们的旅程开始了。从那里，我们穿过有限知识的扭曲水波，去追寻智慧之光。如果肯花时间观察，便知这智慧之光一直照耀着我们。瑜伽应允我们，通过足够的滋养与决心，我们终会浮出水面，实现自己所有的潜能。

这听起来不切实际？可能。但莲花一直在绽放。它们在世界各地宠辱不惊地绽放。它们以开花为终极目标，认为不懈地穿过扭曲找到终极光源是值得的。挣扎只是过程中的一部分，而结果是纯粹的美丽。

莲花式作为终极坐立体式，能够引领我们进入更高层次的瑜伽专注与冥想练习乃至最终实现三摩地或开悟。在这个体式中，我们与大地及自己的根基紧密连接在一起。随着练习的精进，我们的觉悟越来越高。我们挺直地坐立，犹如一株穿水而过在阳光下盛放的莲花。如莲花一样，卑微的开端不应阻碍我们纯粹地绽放。

安伽利手印和纳玛斯戴手印
（Anjali & Namaste Mudras）

Anjali和Namaste手印是充满能量的手印而非体式，或说是在体式练习时常用且具有象征意义的手势。练习开始时，我们常会双手合十于祈祷位并唱诵OM。流瑜伽习练者在拜日式开始与结束时都会双手合十祈祷并在战士一式中手臂举过头顶。这一手势是瑜伽练习的试金石，因其意义重大而值得深究其渊源。

帕坦伽利（Patanjali）

作为维护宇宙的中坚力量，毗湿奴密切关注着地球活动进程以找准做出改变的时机。当他看到暴乱动荡、哀鸿遍野，或出现让人类进步的契机时，便会现身相助。我们都知道他作为大人物的化身，比如罗摩王（Rama）和克里希那（Krishna）。一日，他看着地球，发现了一个增强瑜伽爱好者凝聚力的机会。

约两千年前，瑜伽习练者间派系林立。躺在漂浮于孕诞之洋的巨蛇阿难陀身上，毗湿奴注意到瑜伽习练的分化，心想找到将每个人联结到一起的方法会是个不错的主意。于是，他决定派出千头蛇阿难陀，去完成将不同瑜伽派系联合到一起的任务。

地球上住着一名可爱的女子，不幸的是，她不能生育。这名女子是毗湿奴虔诚的崇拜者，她每天都祈求神迹显现而得到一个孩子。祈祷时，她摊开双手，去接受任何可能会降落到她身上的恩典。她等待着、期盼着，从未放弃。

一天，在她跪下摊开双手伸向天空时，毗湿奴决定让巨蛇恩典赐予这位可爱的女子身上。就这样，帕坦伽利——Patanjali（Pat梵文意为"掉落"，anjali指女子双手做出的手势）坠落到她祈祷的手中。这可不是寻常的小男孩。他上半身是普通人的样子，下半身却是蛇尾。显然，这是因为阿难陀在坠向地球的时候并没有足够的时间完成所有的转化。但是，这位女子又怎可能质疑上天的恩赐呢？因此，尽管他下半身是蛇形，女子依然爱他，视如己出。

帕坦伽利成长为一位伟大的瑜伽大师，他将世界上所有关于瑜伽的不同想法整合到一部巨著中，称为《瑜伽经》（*Yoga Sutra*）。Sutra意为"线"，这部经典包含短小精悍的格言，将瑜伽串联到同一结构中。每一个词语都饱含智慧，历经两千多年而不衰。帕坦伽利的瑜伽经文概述了几种可以实现极乐或瑜伽的方法，而这诸多方法中最为人所熟知的便是八支瑜伽。八支瑜伽包括禁制（Yama）、劝制（Niyama）、体式（Asana）、调息（Pranayama）、制感（Pratyahara）、专注（Dharana）、冥想（Dhyana）和三摩地（Samadhi）。

双手摊开以anjali手印祈祷代表所求之物很快会到来的坚定信念。这个手势蕴含着强烈跳动的信念（shraddha）。信念是实现大幅跨越（本书66页我们会从哈努曼的故事中看到）或如帕坦伽利母亲一般接受恩惠所必备的。

Namaste——向你致敬

Namaste手印和Anjali手印经常互换使用指代相似的

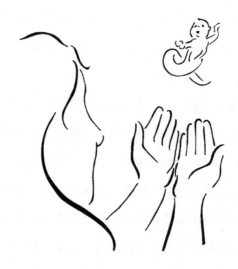

手势，但其实Namaste手印背后并没有故事。Namaste手印
更像是Anjali手印的一个变体，帮助我们努力找到平衡。

"Namaste"这个词对现今瑜伽练习意义也很大且渗透力极
强。课程结束时，我们双手合十祈祷并互道"namaste"。
这反映出瑜伽练习的最终目标。

最终，瑜伽要联合所有对立面，消除任何可能存在的
分化幻想。每当我们让吸气与呼气交织，在自身与同伴间
寻找共同点，或观察白昼慢慢融入黑夜而无明显分界时，
我们便体验到瑜伽存在于我们身边。正如另一本瑜伽经
典——《哈达瑜伽之光》（*Hatha Yoga Pradipika*）——所

描述的，内在同样可以感受到这个过程。

在《哈达瑜伽之光》中，二元性的概念借由体内的太阳和月亮引出。太阳代表右半身，月亮代表左半身。体式练习的终极目标是使用各种方法消除对立，让我们所有的能量合一。目的是身心感受到真正的平衡——能量、思维不断流动，行为上对明暗、好坏、上下、懒勤，均无偏爱。实际上，是对立面告诉我们如何找到平衡，就像钟摆从一侧荡向另一侧，最终止于中心位置。于瑜伽士而言，中心便是心。

在体式练习时，我们努力让能量达到平衡状态。肌肉拉伸及深长稳定的呼吸都为能量平衡的出现创造了空间。我们通过胸前合掌祈祷来提醒自己对平衡的追求。这一手势即Namaste手印。Namaste意为"向你行礼"或"向你致敬"，或者可以更诗意地翻译为"我的内在之光向你的内在之光致敬"。当我们定期在练习时做Namaste手印，它便化为试金石，提醒我们牢记站在瑜伽垫上的初衷以及习练瑜伽的意义。Anjali和Namaste手印都代表着瑜伽练习的核心——两股看似对立的力量（比如阳性—阴性、理性—感性、太阳—月亮）结合在一起。在这些手势中，我们让右半身和左半身于心脏处相合。

轮式

（Chakrasana）

轮式属于深度后弯体式，与上弓式类似，只不过在轮式中，双手需要不断"走"近双脚并抓住脚踝。当双手与双脚相接时，整个身体就像轮或圈一样。这个圈象征我们内在能量回路的完成，始于脊柱底端的能量中心，止于头顶处的能量中心。

在八支瑜伽习练中，轮式是练习者由犁式进入四柱支撑式的过渡体式。在这种情况下，"chakrasana"指的是身体像轮子一样转动，从一个体式进入到下一个体式。

轮之缔造者

在瑜伽传统中，伟大的宇宙建筑师维湿瓦卡曼（Vishwakarman）设计了地球、天堂及外太空。他有一个美丽的女儿叫萨尼亚娜（Sanjana），容光如万轮明月般明媚。萨尼亚娜爱上了太阳神苏里亚（Surya）。尽管萨尼亚娜光彩照人，苏里亚的光芒还是盖过了她，使得萨尼亚娜难以接触到所爱之人。因此，她便向父亲寻求帮助。

维湿瓦卡曼决定削掉足够的太阳光，这样一来，他的女儿便可以靠近自己的爱人而不被其耀眼的光芒遮住光彩。维湿瓦卡曼将削落到地球上的太阳光收集起来做成一个巨大的轮（chakra），或说旋转的神盘。一切都按计划顺利地进行着，萨尼亚娜与苏里亚不断靠近，他们之间的爱也与日俱增，最终二人变得难舍难分。

帮助萨尼亚娜赢得苏里亚之心的轮后来成为宇宙保护神毗湿奴手中强大的武器。毗湿奴轻松地将轮旋转于指尖，显示其对所有旋转之物的控制，包括太阳系中天体的轨迹，以及存在于我们身体中不断旋转的能量轮——七脉轮。

发现能量之轮

15世纪时，纳斯瑜伽士（Nath yogis）脱离传统，成为划分并记载我们体内脉轮重要性及功能的先驱。他们联合起来，通过各种瑜伽练习来强化作战技能。他们发现，如果练习体位法、调息法（呼吸训练）、特定手印以及内在谛听，便能更容易地获得神力（siddhis）或瑜伽力量。这些神力令他们成为最理想的战士。试问，谁不想在战争中得到会隐身或力大如象的战士相助？

纳斯瑜伽士定义并完善了我们今日所熟知的哈达瑜

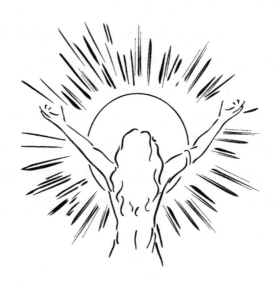

伽。"哈达瑜伽"这一名称可以涵盖所有致力于通过身体练习（如体位法、调息法、契合法和谛听）达到开悟的不同瑜伽流派。当时最为出名的纳斯瑜伽士之一是斯瓦特玛拉摩（Swatmarama），他将习练成果整理著成了《哈达瑜伽之光》。阅读这本瑜伽经典，我们可以深度探索如何利用身体作为工具去平复和集中心念。

在《哈达瑜伽之光》里，瑜伽士们可以学到运行于体内的七脉轮，或说能量中心。我们可将脉轮看作不同的意识状态。随着意识境界的提升，我们离瑜伽的状态越来越近。

这些能量中心因形似转动的轮子而被称为脉轮。每一个能量中心的转动速度取决于其内在能量水平。脉轮能量越强，则转动越快。为了感受到平衡，我们所需要的是像地球绕轴转一般的恰当转速。当我们的能量达到平衡状态时，能量便会自然而有节奏地流动，赋予我们稳定与和谐。

能量中心

当我们练习体式并开始启动、平衡这些能量中心时，我们会感受到每一个能量中心对生活产生的影响。任何一个能量中心出现不平衡都可能会通过身体表现出来，比如，我们可能在站立体式中很难保持平衡、消化不良，或

与别人交流时因过于激动而语塞。脉轮是一把破解身体向
我们传达信息的钥匙，能帮助我们解决练习过程中遇到的
任何麻烦。

海底轮（Muladhara Chakra）

海底轮（又称根轮）位于脊柱底端，经由双腿和双脚
延展。海底轮代表基础性问题，比如家庭、收支的稳固及
与父母关系的稳定。从身体层面来说，它掌管排泄器官。
站立体式通过提升我们的平衡感及创造稳定的根基，以帮
助平衡海底轮。

生殖轮（Svadhisthana Chakra）

生殖轮（又称骶骨轮）位于肚脐下方骶骨处，包含骨
盆区。它代表我们的关系（尤指性关系）、情感以及创造
力与生殖力。生殖轮掌控性器官。开髋体式通过创造情感
中心的开放性与接受度，引导我们的创造力的同时让我们
更易与他人建立连接，以帮助平衡生殖轮。

脐轮（Manipura Chakra）

脐轮（又称力量轮）位于靠近脊柱中段的心窝处。它

代表个体、自我，以及我们如何向世界展示自己。脐轮影响我们的行为，尤其是在工作及同事关系中的行为表现。它掌控着消化器官。扭转体式让我们像从湿海绵中拧出水一样绞出自我，以此平衡脐轮。

心轮（Anahata Chakra）

心轮位于胸腔区域，延展向手臂及双手。它代表我们给予世界同情与无条件的爱的能力。原谅的能力存于此处，因此，与他人的恩怨也是在这里得以化解。心轮掌控呼吸及心血管系统。后弯体式能够从身体上让我们的心脏区域得到更多的空间，赋予我们更多同情心，从而平衡心轮。

喉轮（Visuddha Chakra）

喉轮（又称交流轮）位于喉咙处，包括双耳。它代表我们交流与倾听的能力。因为我们的声音能够传达爱或恨，所以喉轮会影响到我们与那些可能被我们伤害过的人之间的关系。喉轮主管甲状腺和颈椎。肩倒立、犁式和鱼式通过在喉咙处施压，让毒素或堵塞消失，帮助喉轮达到平衡状态。

眉心轮（Ajna Chakra）

眉心轮（又称直觉轮）位于双眉之间的第三只眼处。它代表我们带着平和之心仰望世界，视世间万物存在共性的能力。如果我们能与更高级别能量相融，那么这些目标就很容易实现。眉心轮主管脑垂体。圣光调息（kapalabhati）及婴儿式能够将能量聚集到眉心处，让我们对生命中看不见的层面保持更高觉知，从而平衡眉心轮。

顶轮（Sahasrara Chakra）

顶轮（又称自觉轮）位于头顶处，此处也是婴儿头部柔软之点。它代表我们与神圣本源的深度连接以及我们与这本源之间的关系。自觉轮掌管松果体。冥想和头倒立让我们与神圣本源建立起稳定的连接，实现自觉轮的平衡。（我们在头倒立体式中与大地的神性建立连接，在冥想中与上天的神性建立连接。）

了解每一个脉轮的作用及其位置可以促进我们的练习。如果我们知道自己哪里有淤塞，便会知道应该关注哪些地方。我们对身体传达的信息给予的关注越多，能量就会越平衡。

按传统来说，正如建筑一样，我们要先打牢根基后再向上发展。对每个脉轮的学习都为我们提供了坚实的平台，让能量不断提升进入到下个脉轮。比如，当我们有了大房子且经济稳定时，便有了开始一段关系或开始创业的资本。有了家人的扶持，我们便能够在这世上立足并写下浓重的一笔。

只有通过瑜伽习练，抛弃封锁灵魂的歪曲认知，我们才能不断经由这个能量系统去完善生命，实现终极和谐。在轮式中，当我们的双手与脚踝连接，脊柱得到伸展时，能量就会像毗湿奴指尖的神盘一般自如地在我们体内流动。

三角式

（Trikonasana）

三角形的三个角（梵文读作tri konas）使其成为大自然中最强大且最稳定的形状之一。在三角式中，身体呈现出三个三角形：第一个是双腿与地板形成的三角形，第二个由身体一侧、手臂和向前伸展的腿构成，第三个三角形连接了上方的手和双脚。

三角式象征着世界中众多神圣的三位一体，比如大地、太空与诸天，或者出生、人生与死亡。三角式还象征着构成我们身体和思想的三种属性。

三种属性

属性影响宇宙中的万事万物，因此，了解属性能提升我们对瑜伽练习的理解并帮助我们更好地应对周边事物。愚昧属性（tamas guna），源于湿婆，是惰性或无意识的属性，会引发漠然且具有毁灭性的能量。激情属性（rajas guna），源于梵天，是激情与创造性的属性，提供给我们展现事物所需的创造能量。善良属性（sattva guna），源于毗湿奴，是清明与觉知的属性，是维持和谐生活及保持开明觉知所必需的。这些属性合到一起产生了幻（maya），也就是我们通过自身感官所体验到的虚幻世界。

属性赋予了万物存在不同的色彩。当我们行动迟缓、起床困难时，我们受到愚昧属性的影响；当我们因某事极度兴奋以至于思维受到干扰时，我们受到激情属性影响；而当我们感受瑜伽带来的喜悦时，我们受到善良属性的影响。为了帮助我们理解这些属性，瑜伽哲学将它们比作动物。树懒对应愚昧属性，因为它行动迟缓以致后背长了青苔；公牛对应激情属性，因为它哼哧哼哧刨地不止；而母牛则因生性温和成为善良属性的代表。

瑜伽习练的目标之一就是将清明（善良属性）尽可

能多地带入生活中来，同时避免无明（愚昧属性）和焦虑（激情属性）。尽管如此，从本质上来说惰性和激情并不是坏的。我们需要一点惰性辅助入眠，一些激情促进行动。仅当这两者过量时，才会阻碍我们达到更崇高及和谐的状态。

瑜伽习练旨在达到更高层次的觉知，称为suddha sattva或纯粹的善。在这种状态下，所有二元化都融合于绝对的和谐中。要实现这一目标，瑜伽士甚至要超越善良属性，因为它仍会以微妙的方式将灵魂绑缚于物质存在上。善良属性与自我保持着连接，从而滋长自我的错误意识。举例来说，参与慈善本是善意的举动，但它通常会以微妙的方式增强自我意识。我们可能会因为出钱做了好事而自我感觉良好，但如果是出于纯粹的善念，那我们付出前必定了然世间没有任何东西是属于我们的，付出是因为我们感恩自己所获得的一切。

只有当我们揭下幻象的面纱时才能真正活在我们神性的内在中。因此，当我们练习三角式时，冥想于善良生活所需根基并将幻象世界抛诸脑后将大有裨益。

幻象之战

一个名叫玛黑沙苏拉（Mahishasura）的恶魔一直搅乱天上众神们的生活并威胁要推翻他们的统治。他不断蛊惑众神安于尘世稍纵即逝的快乐，致使他们疏于职守。邪恶的玛黑沙苏拉令掌管诸天的神圣三体（湿婆、梵天和毗湿奴）颇为头疼。为击破玛黑沙苏拉的阴谋，三位神仙就如三种属性融合产生幻象一般，将他们的能量聚集到一起创造出女神玛哈玛雅（Mahamaya），又名杜尔迦（Durga）。

勇猛的战士玛哈玛雅带着她所信赖的狮子一齐冲向恶

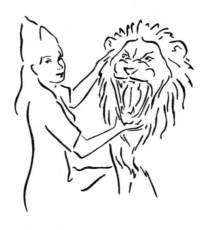

魔。狡诈的玛黑沙苏拉幻化成不同的生物想要打败他们。尽管他外形多变，但邪恶的势力不曾削减，一时间双方僵持不下。玛哈玛雅的狮子在玛黑沙苏拉胸口上猛击一下，稍稍削弱其力量。玛哈玛雅趁机拔出利箭，射中玛黑沙苏拉的烈焰之口，玛黑沙苏拉应声倒地。玛哈玛雅旋即站在玛黑沙苏拉身上，用一把弯刀砍掉了他的头颅，结束了他邪恶的统治。打败恶魔后，玛哈玛雅让诸天和住在那里的神仙重获往昔的光明与荣耀。

玛哈玛雅在梵文中意为"巨大的幻象"。玛哈玛雅与时刻变化的幻象斗争。幻象让我们相信眼见为实，而看不到表象之下的真理。我们的头脑犹如恶魔玛黑沙苏拉一样，制造出诸多干扰让我们远离本性，而玛哈玛雅则努力让我们与本性保持联结。

至善坐
（Siddhasana）

　　至善坐意为"完美坐"或"成就坐"。在这个体式中，需要将左脚跟抵在腹股沟或会阴处，右脚踝置于左脚踝上方。至善坐，以及莲花坐和简易坐都是在调息与冥想时建议采用的坐姿。至善坐适宜在调息时使用，是因为这种坐姿用脚跟闭锁了根轮从而阻止生命之气逸出。它之所以被称为至善坐，是因为瑜伽中的完美境地（siddha）是通过在此坐姿中冥想而达到的。

瑜伽力量

悉达（Siddha）指的是完善瑜伽并掌控了三大属性的瑜伽士，因此，其身心主要包含善良属性，即与光明和觉知相关的品质。这种光明可以使人获得神力，称siddhis。瑜伽神力在《瑜伽经》第三章中有所陈述，包括大象的气力、幻化大小和形状的能力，以及随意造物的本事。

杜尔瓦萨·牟尼（Durvasa Muni）就是这样一位因拥有诸多神力而出名的苦行者。他脾气暴躁，因动辄诅咒别人而令人惊惧。杜尔瓦萨可以一百年不吃饭，之后一顿饭吃掉一百年够吃的食物。

国王安巴瑞施（Ambarish）是一位瑜伽的狂热爱好者，也是毗湿奴的信徒。一日，杜尔瓦萨来到国王处接受了国王的宴请，让国王等他从河里沐浴回来一起用餐。此前国王一直处于斋戒期，杜尔瓦萨来的时候恰逢斋戒日的尾声。按规定，国王必须在日出前打破斋戒，但在客人未用餐的情况下先行进食是大为不敬的。打破斋戒的时刻来临了，杜尔瓦萨却依然没有出现。一时间，国王陷入了困境。于是，他喝了一点水，因为水可以被看成食物，又或者不是。

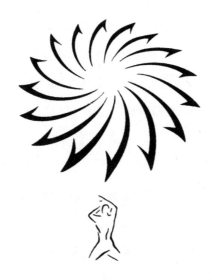

　　杜尔瓦萨发现国王在他用餐前喝了水之后变得怒不可遏。他用法力造出了巨魔去击杀国王安巴瑞施。尽管国王安巴瑞施有很多财宝，但他并不痴迷于财富与疆土，因为他清楚这些都不是恒久存在的。心思单纯的信仰使他蒙受毗湿奴之轮这一宇宙武器的保护。

　　巨魔一靠近国王安巴瑞施，神盘旋即显现杀死了巨魔。之后，神盘开始追击恐惧不已的杜尔瓦萨。杜尔瓦萨落荒而逃却无论如何也摆脱不掉这个灼热的神盘。他向湿婆和梵天求助也无功而返。最后，他找到了毗湿奴，结果毗湿奴告诉他："我也无能为力。只有我的信徒安巴瑞施愿意原谅你，神盘才能收回。" 杜尔瓦萨找到国王并向他求饶。宅心仁厚的国王原谅了杜尔瓦萨并收回了神盘，救了杜尔瓦萨一命。这从而证实了杜尔瓦萨的神力要弱于国王安巴瑞施所虔诚遵循的瑜伽之道。

爱的力量

瑜伽典籍中警示我们切勿滥用瑜伽神力的故事颇多。有这样一个故事：佛陀遇到一个苦修多年练就水上行走本事的瑜伽士，便笑着对他说："我花几块钱便可以让人载我过河，你耗费若干年时间获得这神力的意义何在？"

或许我们也要问问自己，通过习练瑜伽，我们究竟想要得到何种完美或力量？对于一些人而言，神力的确非常吸引人，但如果不谨慎对待，便会强化自我意识，从而偏离超越自我这一瑜伽的更高层目标。

至善坐真正的益处在于它能够给予我们空间去冥想无私付出和无条件的爱所承载的力量与美丽。爱是一种深厚到坚不可摧的迷恋，因此，也是我们所能想象到的最强大的力量。神性的化身克里希那在《薄伽梵歌》（*Bhagavad Gita*）中对自己的朋友阿周那（Arjuna）讲："注意我。无私奉爱于我，欣然供奉于我，行必恭敬于我。如此，你有求于我而我必承诺于你，因你已为我深深所爱。"培养这种理解并尝试以奉献的精神来生活就是这个冥想体式所蕴含的真正力量或神力。

弓式

（Dhanurasana）

在弓式这个体式中，身体像弓箭手的弓一样向后弯，躯干和双腿代表弓臂，手臂代表弓弦。除具备后弯体式一般性益处（比如在脊柱上段和胸腔创造空间）之外，这个体式还能够提升肩膀的灵活性。

找到恰当的力度

弓式的难点是在体式中找到适度的延展。一副真的弓，如果弦绷得过紧，弦会断掉；反之，如果弦不够紧，则力欠缺而不能将箭射出去。同理适用于弦乐器。要想调

子准，乐师必须将弦调得松紧适度。在恰好足够的强度或
说身体压力下找到平衡是体式练习的一项核心挑战。这一
原则也适用于我们日常生活里的情境。问题是，当我们面
对挑战时，如何找到恰当的力度呢？

阿周那的困境

英武的弓箭手阿周那曾面临过艰难的选择。大战在
即，他知道自己一旦加入战争便会和同族开战，所以，不
得不向亦师亦友的克里希那求助。阿周那的两难境地是瑜
伽经典《薄伽梵歌》中不朽的存在。《薄伽梵歌》或"神
性之歌"分成十八章，每一章都讲述了瑜伽哲学的不同方
面，由此被视为最神圣且最受人喜爱的瑜伽经典之一。收
录在印度史诗《摩诃婆罗多》（Mahabharata）中的这一经
典记录了代表自我的阿周那和代表更高层觉知的克里希那
之间的对话。这一经典是承载实用瑜伽智慧的灵性文本。

《薄伽梵歌》开篇是阿周那和克里希那站在双轮战车
上，检阅集结的军队。一触即发的战争是阿周那及其兄弟
夺回多年失窃疆土的最后机会。一想到不得不攻打甚至杀
死自己的亲眷和先师，阿周那犹豫了，弓箭从手中滑落。
随后，他将自己两难的境地讲给自己的导师——战车驾驭

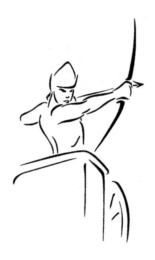

者克里希那听。接下来，便是七百梵语诗文呈现两人的对
话。

首先，克里希那告诉阿周那他需要履行作为一名战士
的职责（称为dharma，达摩），那便是要与邪恶抗争，为
正义而战。接着，克里希那又教导阿周那灵魂的科学，即
瑜伽。他告诉阿周那不必忧心战争带来的死亡，因为这个
世界上无人能够杀死不朽的灵魂。火不能烧毁它，水也不
能淹死它。身体毁灭，灵魂便会进入另一具躯体，就好比
我们脱下旧衣换上一身新装。

克里希那又建议阿周那坦然接受喜悦与苦闷，因为它

们只不过是感官印象,如季节更替般来来去去。接下来是更多关于洞察思维运作及自然力量的深刻教导。《薄伽梵歌》以克里希那劝导阿周那臣服于自己而结尾(因为克里希那是神性的化身)。这一臣服充满了爱与支持,绝不是举白旗投降。

《薄伽梵歌》中的教导非常形象,因为阿周那心中满是困惑,无异于常人。生活常常充满艰难的挑战,这些挑战有时让我们想要选择放弃而不是采取恰当的行动。从某种角度来说,我们都是战士,需要经过一番厮杀才能走向开悟。

《薄伽梵歌》最重要的一点是将我们的人生投放到了一个更大的环境之中。当我们的自我经受困难挑战时,我们能够在《薄伽梵歌》的启发下辨识出自我并超脱于它,而非被动的反应。我们从此可将生活中的困难视为个人成长的机遇,因为我们知道我们每一个人都是宏大计划中虽小但不可或缺的一部分。富有挑战性的弓式创造了在体式中践行《薄伽梵歌》教导的机会:我们尝试达到无所畏惧的完美平衡,对自己的人生负责,不向困难低头,与此同时,超然于我们行动的结果。

婴儿式

（Balasana）

在婴儿式这个体式中，身体覆于叠合的双腿上，代表子宫里的婴儿。这是一个放松体式，通常在练完挑战性体式之后或当我们的大脑和身体需要一点时间吸收先前的练习时使用。只有当我们的头脑处于纯净和接受的状态下，才最容易因瑜伽练习而得到转变。

克里希那的儿时之趣

虽然克里希那主要因其在《薄伽梵歌》中的角色为人熟知，但是他儿时的故事同样会带给人愉悦的思考。克里希那伴随着种种神迹降生之后，在优美宁静的温达文（Vrindavan）森林长大。一次，克里希那和他的哥哥巴拉茹阿玛（Balaram）在院子里玩耍，克里希那抓起一把土塞进了嘴巴，巴拉茹阿玛见状赶紧跑去向母亲雅首达（Yashoda）告状："妈妈，克里希那正在吃土，他可能会噎到！"儿子的这些小把戏对雅首达来说已经不足为奇了，她抓住克里希那开始质问他。

"你吃泥巴了吗？"她厉声道。尽管此刻克里希那脸上还沾着泥土，他却仍回答道："哦，没有啊，妈妈。巴拉茹阿玛在撒谎。我没有碰过泥巴。"雅首达当然不相信，便让克里希那张开嘴巴。雅首达向里望并没有看见任何泥巴，反而看到了整个宇宙和银河系。

虽说克里希那的父母和玩伴隐约觉察到了他的神性，但他作为孩童的纯真可爱常常让他们忘却这一点。这种对神性的遗忘被称为lila。它有助于灵魂与神性达到最高层次的联结。这种忘却能够让伙伴们毫无顾虑地与克里希那嬉戏玩乐，如果没有忘却，他们可能会觉察（并惧惮）克里希那的神性，无忧无虑的玩乐也就不可能实现了。同样，一国总统与骑在自己背上的孙子玩骑马游戏时，也需要忘记自己的官职。这是瑜伽里的一个悖论：首先，我

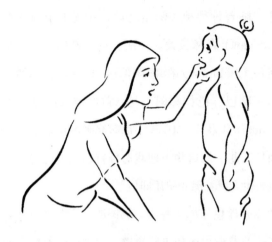

们要牢记自己的神性本质，扎根于神性本质后再忘记它，以便更好地融入这个世界。这是一种嬉戏般的忘却，一种并不会让我们与灵魂失去连接的忘却。当雅首达查看克里希那的嘴巴时，她看到里面有创造出来的万物。万物存在于主，主存在于万物。这里没有二元对立，玩只是纯粹为了玩。

通过臣服转化自我

孩子通常是最好的老师。据说瑜伽实际上极其简单，同时又非常难。说其简单，是因为我们唯一要做的便是放下我执。但由于我们持续强化微妙运作着的自我而使放下我执成了最难做到的事情之一。

　　根据《瑜伽经》和《薄伽梵歌》，瑜伽的终极目标在于我们对更高层力量的臣服。瑜伽常被视为一种将我们从自我当中解放出来的练习，但同时它又通过爱将我们和神性联结到一起。这也是婴儿式所体现的。如婴孩般对神性的臣服打开了通往恩典的道路。所有过去、现在以及未来的瑜伽圣哲都会证实恩典才是我们所需要的，因为我们都倚仗那些比我们更为强大的事物。尽管我们常常没有充分认识到这一点，将很多东西视为理所当然——我们立足的土地，呼吸的空气。但这所有的一切可能随时会被带走，留给我们的唯有臣服。在臣服中，我们真正地打开自己去接纳，去给予。婴儿式要我们去培养这种孩童般的品质。

手杖式

（Dandasana）

Danda意为"棍子"或"棒子"。在坐立版本的手杖式中，双腿伸直，躯干直立。在四柱支撑手杖式中，身体如棍子一般笔直且与地板平行，只有双手双脚支撑于地板上。

克里希那托起哥瓦丹山（Govardhan）

一日，克里希那的父亲南达（Nanda）带领温达文牧牛人决定举行仪式祭拜因陀罗（Indra），因为诸天的统治者因陀罗为他们送来了云彩。他们推断，若是没有云彩，则不会有雨，不会有谷物，因此也就没有喂牲口的饲料。

克里希那向父亲南达提出异议："我们不是农民也不是商人，而是住在森林里的牧牛人。我们的神应当是牛和群山。不如，我们不祭拜因陀罗，一起祭拜哥瓦丹山吧。那才是我们当守的法则和精神职责。" 南达和其他牧牛人表示赞同，转而带着丰盛的供品去祭拜哥瓦丹山了。

看到人们停止祭拜，因陀罗一气之下召集了最得力的云朵命令它们降下瓢泼大雨淹没哥瓦丹山并用强风摧之。为了保护牧牛人和牛群不受洪水影响，克里希那将哥瓦丹山连根拔起，像伞一样擎在空中。整座山如同一根手杖平衡于克里希那的小拇指上。牧牛人和牛群在下面避雨。哥瓦丹的人们啧啧称奇，纷纷尝试用自己手中的木棍和手杖抵在山上来帮助克里希那。

因陀罗连降七夜暴雨，克里希那和牧牛人却没沾上一滴雨。对这一显现的神性，因陀罗深感敬佩。第七夜过后，他终止了这场闹剧。最后，因陀罗对克里希那以礼相待，并让自己的大象为其沐浴。

古鲁（Guru）原则

手杖或棍子除了象征支撑外，也代表对一位好老师的认可。在瑜伽文化中，手杖等同于学生对老师敬拜时采用

的俯卧姿势。瑜伽传统一直敬重那种能帮我们在生活中践
行这些传统教导的老师。

毕尔瓦芒嘎拉（Bilvamangala）的故事

从前，有个名为毕尔瓦芒嘎拉的男子迷恋上一个名
叫秦塔玛尼（Chintamani）的妓女，他每日都要去拜访这
个妓女。一天晚上，可怕的暴风雨席卷了他所在的村庄，
可是痴迷于秦塔玛尼的毕尔瓦芒嘎拉依然决定去看她。路
上他需要蹚过一条河，但雨下得太大导致河水暴涨水流湍
急。即便如此，他也不为之所惧，毅然决定游过去。游到
河中央时，他没了力气差点溺水，幸而抓住一根木头活了
下来。但当他到达河对岸时才意识到自己抓住的木头竟然
是一具尸体。

毕尔瓦芒嘎拉到达秦塔玛尼的家时，风雨声太大以
致秦塔玛尼听不到他的敲门声。于是，毕尔瓦芒嘎拉决定
抓住从阳台上悬下来的绳索爬上去。这个被狂热爱情冲昏
了头脑的人竟然没有发现那根绳索其实是一条眼镜蛇！毕
尔瓦芒嘎拉被蛇咬伤摔倒在地。屋外的动静吵醒了秦塔玛
尼，她终于开了门。

当秦塔玛尼见到毕尔瓦芒嘎拉窘迫的样子时，厉声

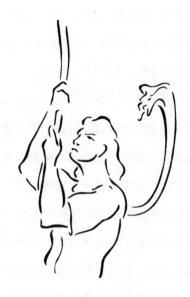

斥责了他："我的身体不过是一包血和骨头，而你竟然如此痴迷于它。如果你能用一点点追求欲望的决心去追求神性，恐怕你早就证悟了！"

毕尔瓦芒嘎拉瞬间意识到自己的愚钝，接受秦塔玛尼作为自己的第一任古鲁。他起誓永远不再被自己的视觉蒙蔽，旋即挖出了双眼。

毕尔瓦芒嘎拉的故事告诉我们古鲁原则背后更深层的含义。古鲁时时刻刻都存在于我们内心及我们身边所有的事物中。在通往自我觉悟的道路上给予我们启发的人可能会以任何形态或模样靠近我们。他可能是我们隔壁的邻居，甚至是我们自己的孩子，例如本书第89页狮子式（simhasana）故事中的普拉拉德（Prahlad）。

在一首名为《乌达瓦之歌》（*Uddhava Gita*）的灵性诗篇中，一位流浪圣哲对古鲁原则做出了完美的解释。他讲到，他所知道的一切来源于他的老师们，包括山川、苍穹、蜘蛛、水、火、大海、孩子、毒蛇，等等。一棵树教会他要奉献他人，自己的身体教会他万物总在变化中。

瑜伽主要是通过我们与他人之间的关系来练习的。它是关于剥离自我之茧，将爱分享给我们的朋友、家人乃至所有遇见的人。它也是关于感恩收获如此美好的练习与哲学，帮助我们在生活中做出意想不到的改变。自然而然，我们从练习中培养出来的感恩之情也会延伸至瑜伽传统、老师以及习练者。手杖式折射出我们的自我向所有老师臣服，并提醒我们铭记这份感恩之心。

第二章

神明体式

由于瑜伽是在古印度灵性文化的背景下诞生的，那么我们可以熟悉其文化背景下的诸神以提高我们的练习。他们的故事以我们的本性、欲望、麻烦及欢娱为原型。举例说，如果我们了解哈努曼的品性，那么神猴哈努曼式的意义就体现得更为明显了。体式的外在动作承载着它们所代表的神话的内涵。

　　每一个体式都有潜能帮我们更充分地理解神性并与它建立起个人关系。瑜伽并不会教导我们去信奉某一特定的宗教形式或以某种方式进行祭拜，但瑜伽确确实实要求我们承认并尊重超越小我的更高层次力量。为了帮助我们找到以个人方式与更高层次力量建立联结的途径，瑜伽称这种神性的人格存在为创造主（Isvara）。

在《瑜伽经》中，帕坦伽利建议我们要臣服于创造主。这是整本书中唯一一条重复了四遍的建议。书中这样说，"Isvara pranidhana"，意思是"当我们全心臣服于神性时，我们也具备神性"。或者，至少我们更能识别出居于我们内在的那一点神性。造物主是神的人格存在，是我们可以建立联系的存在。最重要的是，我们在此找到了共同的基础，这样一切看上去不再是过于恢宏或遥不可及。创造主将居于以太层的神带入我们的身心中。当我们在表达这些神性体式时，我们是在给自己机会，与内在神性元素建立联系。

如果我们开始以这样的视角看待体式，我们的瑜伽练习势必会变得更丰富。谁说得准呢？那些最初看起来超凡脱俗的或许会成为我们舒适享受的新世界。

舞王式

（Natarajasana）

舞王式是站立平衡体式，需要单腿屈膝，从体后抓握脚踝或脚。然后，身体前倾，脚向后蹬，单只手臂向前伸展以完成体式。这一体式模仿的是湿婆神众多形象中的一个。

舞王

尼采曾经写道："如若别人想让我信奉他们的神，他们的颂歌须得更优美才行……我只信奉会舞蹈的神。"湿婆作为印度教三大主神之一，拥有许多彰显自己本质的角色。最为人熟知的便是他作为舞王（梵文里读作Nataraja）的身份。在这个角色中，他通常被刻画成群蛇绕颈，发辫冲天，端立于小矮人之上，手转火圈的样子。如果我们知道如何从瑜伽视角去解读这一壮观的画面，便会从其古怪至极的外表下读懂它所蕴含的悲悯情怀。

时代久远，在每一世临近尾声时，湿婆都会做好将它化为灰烬的准备。如此，另一个世界得以创造出来进入到下一个时代。然而，我们这些凡夫俗子永远没有机会活得足够久以目睹一个时代的产生与消亡。而对于湿婆这个永生不灭的舞王而言，一个时代只不过是漫漫时光中的一小片刻罢了。他一手举着鼓，每一拍都预示着另一个时代的死亡与重生。鼓点密集。无畏于宇宙的慢速瓦解，湿婆在轮回（samsara）的火环中舞蹈，自得其乐。

轮回是围困住我们所有人的循环模式——不断重复着出生、人生与死亡。这一点契合了转世的概念。轮回的另一种解读也可以是生活中种种羁绊而非利于我们的模式与习惯。这一旋转的业力轮回并不会困扰到湿婆，在湿婆眼中它不过是舞蹈里的一个节拍罢了。正如湿婆不惧缠绕在颈上的毒蛇一样，他也不害怕这个束缚的火轮。

蛇在瑜伽哲学中隐喻颇多。对我们大多数人而言，蛇是令人感到恐惧的生物，尤其是在湿婆跳舞时脖子上垂悬下来的眼镜蛇。眼镜蛇所携带的蛇毒象征着无明（avidya）的毒性本质，即误以为我们是非神性的。蛇毒对于我们的舞王而言是毫无毒性的，因为他已经找到了对付这种痛苦的解药，即开悟。他将象征开明智慧的火焰托于掌心。瑜伽通过各种诸如体式、调息和冥想的练习以及不断提醒我们本质都是神性这一事实，尝试将我们从对无明的漠视中解放出来。而我们仍然不断忘记，陷入轮回之圈，深受无明之苦。

在将湿婆作为舞王进行刻画时，无明由他脚下踩着的小矮人模样的恶魔所代表。这个看似无助的小东西常常恶作剧不断，让我们终日里疲于应对。再一次，湿婆证明了自己作为主人的身份。他没有被这个小恶魔击败，而是用它作为自己舞蹈时的垫脚石。站在象征无明的恶魔身上，湿婆拥有了更高的视角或更高的觉知，从而超脱于日常琐事。对他而言，唯一值得关注的事情便是舞蹈的节奏了。

身为宇宙舞者的湿婆并不会因每个时代的毁灭而充满负罪感。他知道所有事物有生便有死。他明白毁灭会为重生铺路，而重生与成长皆有悲悯相伴。如果毁灭者湿婆没有尽其本分，那么创造者梵天就不能完成自己的使命。恰恰是湿婆的毁灭为梵天的重建搭起了施展才能的舞台。

消除恐惧·拥抱改变

想如湿婆一般舞蹈，我们必先感到自由。自由源于知晓没什么能永久束缚我们。湿婆之舞来自对惧怕改变的解脱。他教导我们要驾驭变化的浪潮，就像是站在宇宙的冲浪板上，冲向极乐的彼岸。湿婆的教导是瑜伽道路上不可或缺的。

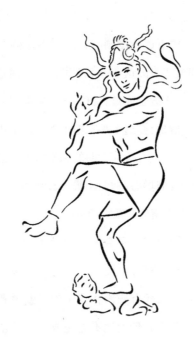

在《瑜伽经》中，帕坦伽利概括出五种阻碍我们得到真正自由的障碍，称为烦恼（kleshas）。第一重障碍是无明，第五重亦为最强大的障碍是对死亡的恐惧，或说abhinivesha。死亡是终极的改变，它在我们的生活中以各种形式出现，直至最后所有生灵消失殆尽。作为死亡与毁灭之神，湿婆深知变化甚至是如同死亡那般巨大的变化才是宇宙中恒定不变的存在。

恐惧改变要比其他任何种类的恐惧引发的压力都要多。因害怕边界线改变而爆发无数战争，因惧怕自身观点改变而墨守成规。佛说，执念于事物一成不变便是痛苦的根源。相反地，拥抱变化让我们从痛苦中得到解脱。

根据物质守恒定律，物质既不会被创造也不会被消灭。从本质上讲，如果你想创造新事物，则必须毁掉旧事物或允许它死掉。因此，湿婆是带着终极智慧满怀慈悲地进行毁灭。他给予我们摧毁陈规创造全新事物的自由。他创造空间让我们放下恐惧，在生活中做出积极充分的选择。如果我们真心想改变，那我们必须学会拥抱一点点的死亡与毁灭。

舞王式让我们体验了几点会诱发恐惧的身体改变。后弯与平衡都会引发恐惧，因为二者要求打开与勇敢。我们倾向于将恐惧积存在心里（据脉轮系统所说），而当我们打开心胸的时候，便是给自己释放恐惧的机会。同样，平衡给予我们机会去克服对跌倒的先天恐惧，学会勇敢和自由。如果我们在后弯与平衡时能够带上像Nataraja舞蹈时一样的解放之感，便会发现实现身心自由变得简单了许多。

战士式

（Virabhadrasana）

　　包含三个变体的战士系列体式可谓站立体式中最具代表性的。这三个体式都是蕴含力量的站立体式。战士一式身体朝向前方，双臂举过头顶；战士二式身体面向一侧，双臂向外展开；战士三式同样是身体朝向前方，但手臂向前伸展，身体平衡于单只腿上。尽管这三个体式通常不会连贯起来学习，但它们衔接自然，很好地诠释了战士的力量与凶猛。

脏辫·毁灭

湿婆对自己妻子莎克蒂（Shakti）的爱狂热不休。和其他神一样，莎克蒂女神拥有很多化身，不同的化身又有不同的名字。有一世，她是凡人达刹（Daksha）之女萨蒂（Sati）。萨蒂美得无与伦比，一心信奉湿婆。对湿婆芳心暗许的萨蒂将这份爱深藏心底伴随自己长大，默默敬拜

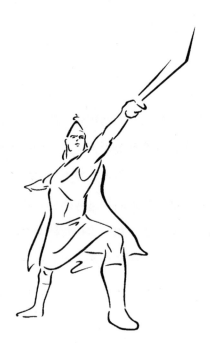

他，悄悄爱慕他。

达刹却并未将湿婆放在眼里。他中意的女婿绝不会是一个留着脏辫灰头土脸脾气暴躁且千百年冥想于山巅的家伙，更不用提他寒碜到令人发指的穿着了。然而，萨蒂全心爱慕着湿婆，若不能和他双宿双栖，那萨蒂可能永远都不会快乐。

转眼间，萨蒂到了适婚的年龄，父亲便为她举办了一场盛大的宴会，邀请十里八乡每一个符合条件的小伙子来参加，当然，湿婆除外。然而，聪明的萨蒂知道如何同父亲周旋得到自己想要的。宴会上，她故意与其他人混在一起，假装对其中几名男子感兴趣，以此让父亲满意。然而，一到选择夫婿的时刻，她便将一直戴在脖子上的花环摘下抛向空中并大声呼唤湿婆的名字。此时，湿婆从天而降，戴着花环满心喜悦地站在萨蒂身边。按照传统，谁戴上了花环谁就必须迎娶女孩回家，所以，达刹别无选择，不得不将自己心爱的公主交给他深深鄙视的神。

达刹的怒火并不会就此平息。萨蒂和湿婆结婚后在山顶过起了快乐的日子，而达刹又举办了一场隆重的晚宴故意再次没邀请湿婆，以示对其地位的羞辱。萨蒂因父亲仍不接受这个让自己幸福的决定而深感不安。

　　歌舞升平之际，萨蒂面露难色内心苦闷地出现在父亲面前。所有宾客都转去看达刹美丽的女儿站在那里哭泣。达刹十分疼爱自己的女儿，看到她落泪顿感心烦意乱，但还是坚持拒绝接受湿婆作为女儿的伴侣。悲愤交加的萨蒂体内燃起熊熊烈火，站在宴会中间，当着父亲的面将自己活活烧成了灰烬。

　　萨蒂的自焚在宇宙中掀起了轩然大波，在冈仁波齐峰（Mount Kailash）冥想的湿婆也感应到了。他立刻知道自己心爱的人出事了。待天上的游吟诗人纳拉达（Narada）向湿婆讲述了事情的来龙去脉后，湿婆暴跳如雷。他一怒之下跃上山巅，从头上扯下一缕脏辫摔在地上。受怒气驱使，脏辫钻入地里，穿过大山，最终出现在宴会中央，恰好就在萨蒂化为灰烬的地点。

　　脏辫化成的勇猛战士维拉巴德纳（Virabhadra）破土而出（想象战士一式，双手合十，面部朝上），拔出宝剑（想象战士二式，手臂展开），砍下了达刹的头。头颅滚落到地上，维拉巴德纳弯身将它捡起来，身体前倾将它放到桩子上（想象战士三式，手臂向前伸展）。这一骇人举动顿时引起一片骚乱，众人惧怕自己人头落地皆落荒而逃。

神的世界瞬息万变，这一悲惨的境况迫使萨蒂必须马上转向另一个化身去和湿婆理论。她进入一个新的身体并再次出现在宴会上，但这次她厉声指责湿婆杀害了自己的父亲。"看看你做的好事！"她对着维拉巴德纳大喊，她知道湿婆在山顶会听到她说话。"我知道我的父亲做得不好，但是也轮不到你来杀死他。你真的以为这样做就可以解决我们的问题让他接受你了吗？"

湿婆未曾想到这点。他只是对达刹感到恼怒，并没有考虑萨蒂会有什么样的感受，也没想到这样做会导致一连串的悲剧，让事情变得更糟糕而不是更好。问题就出在他压根没有细想过。

萨蒂命令："把这件事处理好，马上！我不管你怎么做，赶紧把这个问题解决掉！"这回，湿婆亲自来到宴会上，还有稀稀拉拉的几个人躲在树后偷看这位大神接下来会做什么。只见他手握三叉戟健步走过来，挥手示意维拉巴德纳站到一边随时待命。湿婆环顾四周，顿时意识到达刹的头不适合放回去了。刚巧从最近处走来一头山羊，于是，他便砍下山羊的头，安到达刹身上。湿婆深吐一口气，达刹的身体复活了。面对自己曾经憎恶的湿婆，达刹突然间却对他的认错和弥补心生感激。

达刹认识到自己先前对湿婆的种种无礼，这次，他满心感激地重新举办了一场宴会，并邀请湿婆和萨蒂作为自己的座上宾。

战士的行为规范

瑜伽修行者之间谈论的话题通常是轻松愉快的，但事实上人生的光景不总是艳阳高照。人生不仅会有坎坷，会让人面对艰难的抉择，还会有瓦解我们内心的挑战，就像湿婆面对自己所爱之人死于父亲之手。我们大多数人体验到的膝跳反射其实就是一种反应。我们内心的冲动，就如湿婆所经历的，常常会引导我们去报复。也许我们不会总像湿婆一样对冲动做出反应，但我们可能会悄悄起心动念，在头脑中反复酝酿这样的念头。

事实上，事情往往不会按我们计划的那样进行。比如，我们花费了多少时间在脑海里策划整个争吵过程？我们会想："好，他如果这样说，那我就那样回答。然后，他可能会那样说，那我就这样给回回去。"到头来却发现争论极少按我们想象的那样发生。我们每天都在处理失望和落空的期待中度过。这种持续不断的压力让心怀抱负的瑜伽修行者深感好奇：我们怎样才能抑制住白热化阶段下的冲动？我们怎样才能将瑜伽垫上体验到的喜悦与简单带到日常生活的挑战中去？《瑜伽经》中的一条箴言为我们作出了完美的指引：

Maitri karuna muditopekshanam sukha dukha punya apunya visayanam bhavanatash chitta prasadanam.（YS 1.33）

　　"为快乐的感到快乐，对痛苦的心怀悲悯，为善良正义而欣喜，对邪恶漠然以对，如此令心保持平静而不受干扰。"（《瑜伽经》第一篇第33条）

　　为快乐的人感到快乐似乎很简单，但事实上并非如此。尽管女儿最终与爱慕已久的人喜结连理，达刹却并没有因此感到开心。同样，看到萨蒂幸运地成了湿婆的伴侣，那些原本可能成为她夫婿的年轻人大概也要难过伤心一阵子了。（他们对她多年来为湿婆祈祷一无所知！）

　　悲悯或脱离同样不易做到。当萨蒂心情低落出现在拒绝接受湿婆的父亲面前时，父亲固执己见且毫无悲悯之心。另一方面，湿婆将达刹对女儿的不近人情视为邪恶，他没有做到脱离，而是施行报复并派维拉巴德纳去执行命令。

　　虽说神仙犯一些显而易见的错误是为了让我们从中

吸取教训，但即便是神，偶尔也会将事情搞砸。他们给予我们这些终日为保持瑜伽修行者心境而苦练不止的人以希望。保持平静超然的心态，也就是帕坦伽利所说的头脑平静（chitta prasadanam），是进行瑜伽练习最理想的状态。

我们开始时虽以这样或那样的状态进入一个体式，但我们会不断加深对体式的体验以深化练习，同样的，我们将瑜伽垫上的练习带到生活中，成为生活里的瑜伽士。帕坦伽利的《瑜伽经》给我们提供了幸福、悲悯、愉悦与淡然的工具。他让我们利用这些工具来保持高昂的精神状态。当瑜伽垫上的体式难以深入，生活中的问题变得棘手时，瑜伽练习才真正开始。

做一名战士，尤其是一名需要不断与反应式心灵作斗争的战士，实属不易。当我们犯了错，我们总有机会前进一步，竭尽所能做出改正，这或许就是我们能从湿婆和维拉巴德纳身上学到的最重要的经验了。战士系列体式提醒我们暴行的存在不只是为了毁灭，它也能给予我们足够的力量去实现正直、悲悯和有爱的心境。

神猴哈努曼式、低位冲刺式与英雄坐
（Hanumanasana，Anjaneyasana & Virasana）

　　这三个体式之所以放在一起，是因为它们都讲述了可爱的神猴哈努曼（Hanuman）的故事。神猴哈努曼式（Hanumanasana），正如其名，是一个面朝前方双腿完全劈开的姿势。低位冲刺式（Anjaneyasana）是深度跪立冲刺的状态，而英雄坐（Virasana）则是可以拉伸大腿，促进膝关节健康的坐立姿势。

　　这三个体式都会拉伸从脊柱中段至大腿内侧的腰大肌。这块肌肉在仰卧英雄式时会得到更强的拉伸。这块核心肌肉能激发我们所有的活动，特别是对我们身体对于战或逃作出何种反应起到关键作用。对很多人来说，战或逃的应激反应几乎被低级压力瞬间激活，这一点常见于西方生活方式，会导致慢性腰肌闭锁。我们每日长时间坐在椅子上会强化压力的影响，这样也会让这块长长的如绳索般的肌肉变短、收紧。

由于这块肌肉与战或逃的应激反应有关系，当我们紧张时它会收紧，所以，我们的恐惧通常隐藏在此。腰肌打开的过程以及这三个相关体式引导释放紧张感能够给我们一个从身体上卸下恐惧，进入无畏状态的机会。那种无所畏惧的状态恰恰是神猴哈努曼式所象征的。

无畏的猴子

安阇那（Anjana）是一位美丽的女子，她强烈地想成为母亲，所以每日都在祈祷能有一个孩子。风神伐由（Vayu）十分钦佩安阇那，所以当他听到她的祷告时，决定帮助她。他为几粒米赐福然后让鸟儿将这些米带给安阇那。当时，安阇那正在例行每日的祷告。她手臂上举合十，准备接纳神的恩典，却收到了几粒大米。她明白祈祷而来的东西无须质疑，便张开嘴巴将米粒吞了下去。吃过受赐福的米粒后，她怀孕了。

　　她的宝宝安加内亚（Anjaneya意为"Anjana的儿子"）一出生就是一个早熟的孩子。由于他的父亲是伐由，所以他半带凡胎半带神性，这半人半神的身份经常会让他惹出大祸。一天早晨，安加内亚醒后看见天空中飘浮着一枚硕大的杧果。因为他最爱吃杧果，所以立刻一跃而起奔向那个杧果，却不承想那是太阳。当太阳神苏里亚看到这个淘气包要冲过来咬他后，便朝他扔了一道闪电击中了他的下巴。他立刻死去，摇摇坠坠落到了地上。

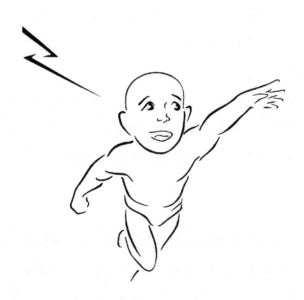

当伐由得知苏里亚所做之后，怒火中烧，深吸了一口气。这口气吸光了大地所有的空气，所有生灵开始窒息。神仙们紧急碰面尝试安抚伐由和苏里亚，以求恢复秩序。伐由拒绝呼气，除非他的儿子安加内亚起死回生。但是苏里亚不希望这个能带来潜在危险的孩子四处惹麻烦却不受管束。

最终，他们达成了一致。安加内亚改名为哈努曼（Hanuman），指的是因为雷电所击而开裂的下巴（hanuh 在梵文中意为"下巴"）。他会复活，但是受到短时记忆的诅咒，这样他就永远不会记起自己是神的支脉而惹出任何麻烦。如果他认为自己只是凡人，那他怎可能会惹出大乱子呢？

最后，他将会脱离母亲的保护，开始新的生活。令人敬重的猴王苏格瑞瓦（Sugriva）同意收留庇护他，这孩子也将以猴子的样貌示人以更好地融入新的家庭。

猴子最好的朋友

哈努曼成长为猴族部落勇猛武士中的一员骁将。一天，他在森林里闲逛，遇到了罗摩（Rama）。双方瞬间被彼此吸引。哈努曼即刻发誓永不离开罗摩身边，而罗摩也暗自信任他。二人关系密切，形影不离。

罗摩有一位名为悉多（Sita）的妻子，貌美倾城，心性圣洁。不久，恶魔拉瓦那（Ravana）对这对眷侣的嫉妒之心强烈到难以自持，直至嫉妒蒙蔽了良知，发起战争抢占了罗摩的国土并绑架了悉多，将她带到自己的领地兰卡（Lanka）。罗摩不得不率领自己的军队加入保护领土的战争中而不能亲自去营救自己的爱人悉多。于是，他便派自己的朋友哈努曼去解救她。

哈努曼动身前往次大陆犄角，他不知道自己怎样才能完成这个任务，却知道自己无论如何必须完成。对最好朋友的这份爱让他打消了对自己能力的怀疑。当哈努曼到达海岸时，他望着通往兰卡岛宽阔的海面，跪下来祈祷。他跪立的姿势是单膝立起，另一条腿则屈膝落地，这是最初版本的英雄式。他闭上眼睛，祈求恩典降临让他能够完成这项不可能完成的使命。在他祈祷的过程中，他坚定的信念毫无动摇。待他感觉自己好像召集了足够多的能量时，双脚深深踩向地面，力量之大使得土地震动，树木摧毁，山川夷为平地。他借助这股力量腾空而起，飞向茫茫大海的另一边——兰卡。

有信念的英雄

哈努曼在跪地祈祷神的恩典以完成不可能的任务时，他已经具有实现这个目标的能力了，记得这点很重要。作为风神的儿子，哈努曼可以做任何事情。他能够变得很大，也能变得很小，能够搬动大山，甚至完全改变自己的样貌。但是，他经常忘记自己的神性，所以求助自己的信念（在梵文中我们称shraddha），给自己信心去完成他必须完成的任务。我们中的很多人在遇到不可能完成的任务时，甚至是遇到一丁点儿困难，都会缩手缩脚。因为我们

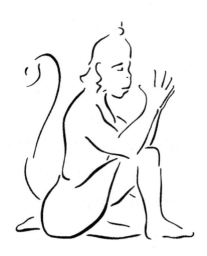

都像哈努曼，轻易忘记自己有神性的一面，忘记我们能够实现那些不可能。我们也会忘记就像根深蒂固于哈努曼心中一样的，扎根于每一个人心中的信念（shraddha）。

纵观人类历史，总会有一些祷告从空间与时间上给人们心中培养信念。只有带着信念和希望，我们才能自信满满地前行，跃过海洋，改变世界，或只是重新恋爱。

飞升新高度

当哈努曼为了自己的使命飞跃海洋时，一只脚向前伸展，一只脚向后伸展，就像现在瑜伽士们所熟知的劈叉式（Hanumanasana）。尽管遇到重重困难，包括水中跳出恶怪要吞食他，哈努曼还是自信地踏上了兰卡岛的土地。他搜了又搜，终于在拉瓦那宫殿的花园里发现了悉多。哈努曼变身为一只猫悄悄溜进花园告诉悉多，罗摩会来解救她。悉多给了哈努曼一枚发卡以让罗摩知道哈努曼找到了她，哈努曼将罗摩的戒指给了悉多，作为来日营救她的信物。最后，罗摩将战场搬到了拉瓦那的家门口，在哈努曼的帮助下打败拉瓦那，救出了悉多。

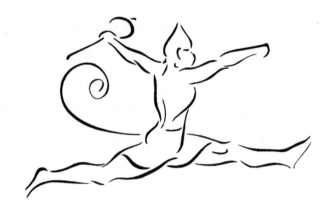

国家恢复了往日的和平，罗摩在自己的宫殿里举办了盛大的聚会，并邀请哈努曼为嘉宾。罗摩将自己珍贵无比饰满宝石的金手镯赐予哈努曼作为奖赏。众人屏住呼吸，满怀敬畏与骄傲地看着这场神圣的礼物交接仪式，但哈努曼却好奇地看着这只金手镯。他敲敲打打之后又用牙齿啃了几下。一些宝石掉落下来，他又用宝石帮助他看得更清楚些，但没有发现自己想看到的，于是面露不满。罗摩、悉多以及众人都被哈努曼看上去毫无感激的举动惊呆了。罗摩便问哈努曼为什么对他的礼物如此不满。

哈努曼看着罗摩回答道："罗摩，我无时无刻不念诵

你的名字。我念诵你的名字不断提醒自己我有多爱你。我
念诵你的名字次数多了，甚至连我心脏的每一根纤维上都
刻上了你的名字。这只手镯上如果没有你的名字，那对我
而言便是一文不值。这里，我让你看看。"然后，哈努曼
在罗摩和悉多面前跪下，手指插进胸膛，打开，将心展示
给他们看。里面是罗摩和悉多，完美而又完整，哈努曼心
脏的每一根纤维都刻着罗摩的名字。心脏的每一声"怦，
怦"，都轻轻唱着"罗摩，罗摩"。

始终如一者

《罗摩衍那》（*Ramayana*，罗摩的史诗故事）中所
记载的哈努曼的征程充满了信念、无畏与完全的忠诚。据
说，哈努曼代表了瑜伽士身上所有的品质，他的故事从多
方面反映出我们的经历。多少次我们忘记了自己的神性，
回到反复斟酌、自我挫败的生活方式中？谁没有经历过信
心危机？谁没有奢望过有些压力不要那么大或者有些任务
可以不那么难完成就好了？哈努曼教导我们有一种事物可
以让我们推翻所有的怀疑与恐惧，那就是爱。

虔信瑜伽（Bhakti Yoga）的传统高度关注培养这种
态度，以致我们的恐惧与怀疑统统消失，只记得真实的自

我。虔信瑜伽士们通过反复念诵曼陀罗（mantra，咒语），将注意力专注到虔信的对象上。对哈努曼而言，他虔信的对象是罗摩，因此他不断念诵他的名字。糟糕的记忆力意味着他会常常忘记自己的任务或群体，但他一直记得自己最好的朋友。因此，他总是以罗摩的名字作为一句话的开头和结尾。每一个片刻，他都在念诵他的名字。最后，他身体每一根纤维都跳动着罗摩的名字，这种全然的关注使得他的灵魂与虔信对象融合到一起，这是爱的象征，这也是为什么罗摩和悉多住进了他的心里的原因。

许多瑜伽习练者发现唱诵在唤起深层与愉悦情感方面的力量。不论是简单地聆听唱诵还是参与Kirtan唱诵（一唱一和的形式）都极易让习练者感受到简单重复所带来的作用。这些练习与更深层地体验曼陀罗唱诵相关，很多瑜伽士在冥想时都会采用曼陀罗唱诵。曼陀罗可以作为歌曲的一部分被大声地唱出来，或者在心中默念给自己听。设计这些曼陀罗是为了将我们从限制自我的恐惧与幻象中解放出来，让我们显示出被完全挖掘出来的潜能。"Mantra"这个词源于manas（头脑）和trava（解放），意为"解放头脑之物"。取得瑜伽成功的关键因素就是连续不断地重复。只有持续不断地练习，该来的才会到来。哈努曼发现，完全的爱与恐惧消融都是不可否认的存在。

内在的英雄

哈努曼的每一个体式都象征着无畏、力量、友谊与爱，这些在他每一场历险中都淋漓尽致地体现出来。Vira是"Virasana"的词根，在梵文中意为"英雄"。代表那个词的一种方式就是充满信心。据说，英雄与懦夫之间的区别在于英雄会采取行动。恐惧令大多数人望而却步，英雄却信心满满，追求那些看上去不可能实现的目标，清楚这是升上新高度的唯一途径。恐惧会让我们畏首畏尾或激发我们超越懦弱。安德里亚·吉布森（Andrea Gibson）写道："我不相信奇迹，因为奇迹是不可能的事情变成现实，而一切皆有可能。"而这种可能性贯穿在敬献给哈努曼的每一个体式里。每一个体式都以某种方式给予我们力量去克服恐惧，给予我们机会为生活中的不可能创造空间。

犁式

（Halasana）

犁式指的是一柄令死气沉沉的土地焕发生机的犁。在犁式中，习练者仰卧在地板上，双腿抬起高过头顶，脚趾触碰头部后方的地板。犁式可以拉伸脊柱，刺激腹内器官及甲状腺，并且还能平衡喉轮。

荷犁者的故事

克里希那的哥哥巴拉罗摩（Balarama）因扛负（dhara）犁具（hala）也被称为持犁罗摩（Haladhara）。尽管他们之间有过争吵，性情也有诸多不同，但在温达文森林一起生活的日子里，持犁罗摩帮助克里希那解决了很多麻烦，因而他们一生关系密切。

一个美好的午后，持犁罗摩决定要在亚穆纳（Yamuna）河沐浴。由于喝多了蜜酒，醉醺醺的持犁罗摩命令河流到他身边。习惯了独行其是的持犁罗摩吃惊地发现亚穆纳河竟然拒绝主动过来让他沐浴。他没有走过去，反而拿出自己的犁，挖开河道让河流向自己。

犁的作用

据瑜伽哲学所说，我们所有的行为和想法都会在意识中留下印迹。我们在这个世界上的行为要么抹掉意识中的原有印象，要么刻下新的痕迹。正如持犁罗摩用他的犁具将亚穆纳河引向自己，瑜伽士也试图将消极散漫的意识拉回，以吸收积极能量。《瑜伽经》第四篇有一条经文讲到了这种"头脑中障碍物的移除"：

Nimittam aprayojakam praketinam varana-bhedas

Tu tatah kasetrikavat（YS 4.3）

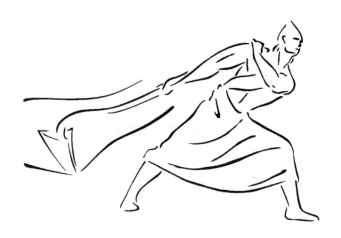

　　这条经文说的大概意思是，正如农夫犁地让水流进
农田进行灌溉一样，如果我们将通往瑜伽路上的障碍物移
除，那么便能引领头脑走向它。这样，基于我们思想的质
量，移除头脑中的障碍物可以引领我们走向自由。犁式提
供了绝佳的机会让我们用积极的思考来耕耘思想的田地。

龟式

（Kurmasana）

在龟式中，手臂于身体两侧伸展，双腿在手臂上方，理想状态下胸腔和双肩停留在地板上，像是一只四肢伸展的乌龟。下一阶段，卧龟式，则像是四肢缩回壳内的乌龟。双手来到体后，脚踝在头部后方交叉。龟式拉长背部肌肉，能帮助消除骶骨和腰部的紧张感。

龟化身

传说半神们得罪了一位圣哲而遭到诅咒，因为这个诅咒，半神们在对抗恶魔的斗争中死伤无数。尽管半神拥有神力，有起死回生之术，活下来的半神却不能使用这些法术让死去的同伴复活。于是，他们向梵天求助。梵天自知无能为力，便带领半神们去孕诞之海见休憩于阿难陀蛇床上的毗湿奴。

毗湿奴建议半神先与恶魔停战，一起合作搅拌乳海找到双方都想得到的仙露（amrita），即不死甘露。为完成这项任务，他还建议使用曼荼罗山作为搅棍。他们按毗湿奴

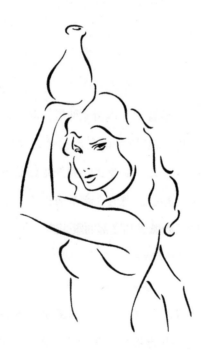

所说的去做，用蛇王瓦苏奇（Vasuki）作为搅绳以搅出仙露。

恶魔拉起瓦苏奇的尾巴，半神们拉住他的头。随着乳海被搅动起来，大山开始下沉。此时，毗湿奴化身为乌龟，又称龟化身（Kurmavatara），用它的背托起了山。乳海继续搅动，非但没见到仙露，反而出现了剧毒。半神和恶魔请求湿婆相救，湿婆将毒药喝下存留在自己的喉咙里，让乳海恢复了最初神性的状态。但是，他的喉咙却因毒药变成了蓝色。

搅拌乳海的过程中出现了很多仙物，比如说珍宝、女神以及神牛。期间，出现了毗湿奴的伴侣吉祥天女拉克什米（Lakshmi）。最终，天医檀文陀梨（Dhanvantari）手托盛着仙露的罐子出现了。恶魔忘记和半神休战的承诺，抢走了罐子。随后，毗湿奴伪装成绝色美女吸引住恶魔和半神们，要求由她将仙露平均分给半神和恶魔。双方都被她迷得神魂颠倒，欣然答应了她的提议。她安排双方坐成两排，但当所有半神都喝过仙露后，罐子已经空了。

瑜伽士所行的道路便是要用意念之绳索，通过不断的练习来搅动身体，以达到自由与喜悦的境地。在净化过程中，必会有大量的杂物先于仙露浮现出来。这就是为什么我们要敞开心扉拥抱祝福者、同道中人以及老师们的支持，正如故事里乌龟托起了大山。龟式提醒我们体式练习赋予我们面对生活挑战的力量与精神活力。

感官收摄

乌龟还象征了另一种重要的瑜伽练习。乌龟四肢缩回龟壳暗指处于帕坦伽利八支瑜伽中第五支——制感（pratyahara）——的瑜伽士。在这一阶段，我们的感官从周遭事物上收回，如此头脑不受干扰，能够专注于冥想。《瑜伽经》有一条经文提到了乌龟与冥想之间的联系。在这条经文中，帕坦伽利提出冥想于龟脉（一条位于喉咙处上横骨的能量通道）能够带来稳定（《瑜伽经》第三篇第32条）。冥想时，我们接触到意识更细微的层面，也更接近于自己的本质。要实现这一点，头脑首先必须安静下来。

意识专注对我们打坐冥想及体式练习都很重要。我们的头脑在何处？当我们关注它时，便会发现它一直在尝试脱离当下。因此，我们首先要将感官从干扰物上收回，然后头脑专注（dharana），长久练习后，冥想（dhyana）自然出现了。

马拉马车常被用来阐释头脑与意识之间的关系。在这个比喻中，马是意识，狂野不羁且需要接受头脑缰绳的控制与引导。马车上手握缰绳的车夫代表智慧。头脑会显现出意识冲动，冲动的意识需要被智慧所引导。当智慧握住了头脑的缰绳，意识得到控制，我们身体的马车才能将灵魂这一乘客安全送达目的地。

《薄伽梵歌》中有一为人熟知的诗篇讲到阿周那向克里希那（他的御者）哀叹自己的头脑比风更难管束，但克里希那向他保证，通过持续练习他定会成功。在这里，我们再次从乌龟身上获得启发：慢而稳者终将获胜。龟式代表我们瑜伽练习的坚定与恒心。

鹰式

（Garudasana）

鹰式是以毗湿奴的坐骑哥鲁达（Garuda）命名的，它是一只拥有鹰的头、翅膀、爪子和喙以及人的身体与四肢的神鸟。这也是这个体式通常被称作鹰式的原因。练习者开始时采用山式站姿，双脚并拢，双手放于身体两侧，屈膝，一条腿搭放于另一条腿上方，可以的话，继续让脚来到站立腿后方钩住小腿肚。然后，手臂互绕，抬腿一侧的手臂在另一只手臂下方。鹰式的益处包括强化并拉伸脚踝和腓肠肌，提升平衡力。

哥鲁达托起仙露

哥鲁达从巨蛋中破壳而出的刹那间光芒如万轮红日般耀眼。慑于他的威力，众神祈求他收敛一下自己的能量与身形。

一日，哥鲁达的母亲维娜塔（Vinata）因与蛇打赌输了而被俘虏到地下蛇城帕塔拉（Patala）。毒蛇声称只有哥鲁达从仙山给它们取来一杯仙露才会放维娜塔离开。为了得到仙露，哥鲁达必须通过三个致命的障碍。

第一道障碍是火环。哥鲁达大口吸干了几条河，用水灭了火，轻而易举地飞了过去。第二道障碍是带有尖刺不断旋转的圆形铁门。哥鲁达使用自己的神力，将自己变得很小穿了过去。最后，哥鲁达到了第三道障碍——两条毒蛇。哥鲁达振动翅膀扇起一大团尘土迷惑了毒蛇，然后用强有力的喙杀死了它们。

终于哥鲁达成功地将仙露带到蛇城帕塔拉去解救自己的母亲。但当毒蛇刚要喝仙露的时候，天神因陀罗和众神降临，来讨回被盗的仙露。毒蛇快速地舔舐了几滴仙露，却不承想仙露的神力如此强大，顿时将蛇的舌头分成了两半。传说这就是蛇的舌头分叉的原因。毒蛇履行了诺言，

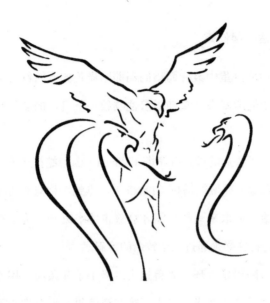

放了哥鲁达的母亲。哥鲁达的母亲答应儿子再也不会参与
这么危险的打赌了。

我们内在的哥鲁达

从某种意义上讲，我们都有点像哥鲁达。我们原本都
是超脱于尘世的灵性生命，只不过生而寓于肉身，缩小了
自己的身形和能量。如此，我们无边的精神潜能被隐藏了
起来。鹰式始于手臂和双腿打开并伸展，继而随着我们回

缩，身体收紧变小。我们保持在这个体式然后释放，回归到打开的状态。作为体验人类生活的灵性生命，我们不断面临生活的挑战，我们不断通过内求于自己的神性去克服尘世的困难，就像哥鲁达使用自己的神力解救自己母亲一样。

狮子式

（Simhasana）

狮子式是通过如狮身像斯芬克斯（Sphinx）一般立于双膝上，手指向外伸展而完成。呼气时，习练者舌头吐出，作狮吼，同时双眼看向双眉之间的眉心轮。这个体式能释放颈部和面部的紧张感，刺激甲状腺，并且帮助身体排除毒素。

那罗辛哈（Narasimha）的故事

众所周知，狮子是百兽之王。除了人类及他们制造的武器外，这一勇猛强悍的动物在自然界中并无敌手。在瑜伽传统中，狮子是毗湿奴的化身之一，名为那罗辛哈，意思是半人（nara）半狮（simha）。《薄伽梵往世书》（*Bhagavata Purana*）讲述的那罗辛哈的故事有着宝贵的灵性见解。

古时候，有一位恶魔般的统治者名叫黑冉亚卡西普（Hiranyakashipu）。他因苦修而获得神力。黑冉亚卡西普活了100年后，梵天别无选择只得允诺实现他的一个愿望。黑冉亚卡西普想要永生，但梵天无法实现这点，毕竟他自己也终会死去。于是，黑冉亚卡西普改变了方式，间接地要求得到永生。他要求梵天确保他不会在白天或晚上、屋内或屋外、天上或地上被任何武器或任何梵天创造出来的生灵所杀死。这一愿望达成后，黑冉亚卡西普成了天界、人界和冥界三界之主。

黑冉亚卡西普变得十分暴戾，让众神与圣哲们叫苦不迭。情急之下，众神请求毗湿奴庇佑。毗湿奴承诺如果黑冉亚卡西普对他自己心性圣洁的儿子普拉拉德（Prahlad）动怒，那毗湿奴一定会出手杀了他。性情如圣哲般的少年普拉拉德在母亲子宫的时候，就已经在母亲受教导的同时得到了瑜伽善法的熏陶。

黑冉亚卡西普把儿子普拉拉德送到最优秀的恶魔教师

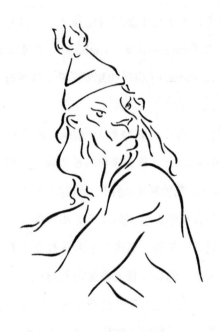

那里学习政治与邪道。普拉拉德不喜欢这些教导，便在课间休息的时候向同学们讲解瑜伽的科学。结果，同学们纷纷转变心意，对政治失去了兴趣，这令他们的恶魔教师深感痛心。

有一天，黑冉亚卡西普当着一众皇家恶魔们的面要求五岁的普拉拉德说说至今学过的最有用的知识。普拉拉德回答道："哦，众魔之王，我认为最好的做法是放弃如牢狱一般的家庭和王国，走到森林里，练习瑜伽并冥想赞颂毗湿奴。"

　　听到这样的回答，尤其是仇敌毗湿奴的名字后，黑冉亚卡西普变得怒不可遏。他随即命令自己的手下杀死普拉拉德。大家犹豫了，因为普拉拉德只不过是一个孩子。在古时候，即使是恶魔也存有一点良知。但是他们又害怕黑冉亚卡西普，无奈之下只好执行命令。他们先是喂普拉拉德毒药，但毫无作用。接着，他们将他扔下悬崖，也未伤其分毫。他们用土埋、用矛刺、用火烧，甚至尝试饿死他……所有的一切都徒劳无功。普拉拉德有毗湿奴暗中保护，无人能够杀死他。最终，他们不得不将他带回到他父亲跟前。

　　尽管黑冉亚卡西普残暴恣睢，普拉拉德还是站在父亲面前，双手合十作祈祷手印以示尊敬。黑冉亚卡西普勃然大怒："你这个冥顽不灵的逆子！所有人都怕我，为什么你不怕？我应该让你立刻死掉！是谁给了你这样的力量？"

　　普拉拉德回答："所有的力量来自神。我们唯一的敌人就是我们不羁的思想，而它又与欲望（kama）、愤怒（krodha）、贪婪（lobha）、妄念（moha）、嫉妒（mada）以及懒惰（matsarya）这六个敌人密切相连。它们制造出二元化，让我们将这世界分成友人和敌人。而那些降伏自己思想的人眼中并无敌人存在。只有无明的人才认为别人是他们的敌人。"

黑冉亚卡西普更为愤怒，叫喊道："你这个蠢货！你是真的一心求死啊！这世界上只有我一个神没有其他神！如果有，你告诉我，他在哪？"

"父亲，他无处不在。"普拉拉德回答。

"那我怎么没看见他出现在这根柱子里呢？" 黑冉亚卡西普反驳道。

"我看见他在这根柱子里了，父亲。"普拉拉德回答。

"哦，是吗？那让你的柱子尝尝这个！"黑冉亚卡西普一边喊着一边挥舞着剑用力砍向柱子。

柱子里传来恐怖的咆哮声，这声音撼天动地，甚至让黑冉亚卡西普也感到害怕。

一分钟后，那罗辛哈从柱子里冲了出来，像是猫逗老鼠般地和黑冉亚卡西普打斗一阵后杀死了黑冉亚卡西普，并用自己锋利的爪子掏出了他的内脏。为了不打破梵天对黑冉亚卡西普的诺言，那罗辛哈杀死他时不在白天也不在晚上，而在黄昏；不在屋内也不在屋外，而在门槛上；不在天上也不在地上，而在自己的膝盖上。

杀死这个恶魔后，没有人能够平复那罗辛哈的狂躁，甚至连湿婆也无能为力。然后众神请求普拉拉德来帮忙让那罗辛哈恢复平静。这个男孩通过吟诵优美的经文完成了这一使命。

那罗辛哈通过杀死黑冉亚卡西普而杀死了头脑中阻碍自由的六大敌人。那罗辛哈也因此被视为奉献道路上清除障碍的人。

杀死头脑中的恶魔

普拉拉德不受恶魔父亲误导的故事鼓舞人心。他头脑清晰、心境平和地讲出真理。普拉拉德明白，世界上没有真的恶魔，只有恶意的行为，对于这些行为我们可以加以谴责，但我们不应谴责实施行为的人。害人的行为出于无明。即便是黑冉亚卡西普的内在也有神性之光，即使他选择忽视。通过与普拉拉德交流，恶魔孩童们的性情发生了实质性的变化。

当我们在做狮子式时，可能会想起瑜伽路上所需要的、通过习练瑜伽所培养起来的无畏精神。我们通过杀死自己头脑中的恶魔而使那罗辛哈精神具体化。

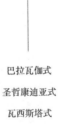

第三章 圣哲体式

瑜伽传统里总是充满圣哲的智慧与教导。古老的经文讲述了许许多多冥想于恒河岸边的圣哲，他们不遗余力地探寻生命、灵魂以及宇宙的秘密。我们是谁？我们从哪里来？我们的命运又将如何？

　　圣哲们提出的这些问题源自他们觉察到物质世界的人生终究是稍纵即逝且充满痛苦的。疾病、年老、死亡，永远在骚动，随时准备在人们开怀享受时"下毒"。纵观历史，俗世中的男男女女都尝试过将自己从人生的桎梏与痛苦中解放出来。人们追寻恒久不变的平和与喜悦，追求灵魂与神性的重逢，这一切产生了众多瑜伽流派。

　　"圣哲"这个词在梵文中写作sadhu（萨杜）。它意指追寻并理解终极真理的人。圣哲们编纂了瑜伽文学，这些文字大多讲述了其他圣哲的生活与教义。Sadhu的典型形象是一个头发蓬乱、游荡在喜马拉雅山的半裸老人。在现实中，圣哲可能会以不同的样貌示人。他可能是一个小孩，一名乞丐，或一位国王。不管他的外在样貌如何，他都具备诸多优秀品质，如自制宽容，有平等的眼光，爱与友善，没有憎恶、贪婪及错觉，超脱物质世界。

　　"Sadhu"这个词可以追溯到梵文词根"sadh"，意为"实现自己的目标"。同样的词根出现在sadhana中，这个词的意思是"有觉知的灵性练习"。所以说，sadhu是通过sadhana而实现完美的人。Sadhana是实现瑜伽主要目标（可以描述为开悟或自我实现）所必不可少的。

　　虽然我们不必要知道每一个具体体式为何归于某一个特定圣哲，但我们需要知道圣哲们常常提出大量的灵性练习以实现开悟并益于将来的瑜伽练习者。大多数与圣哲相关的体式都非常难，这大概是反映了圣哲们所经受的严苛练习与牺牲，以及持续惠及现今瑜伽练习者的种种努力。

巴拉瓦伽式

（Bharadvajasana）

巴拉瓦伽式（Bharadvajasana）是一个具有挑战性的扭转动作，它的终极体式十分优美。单腿做半英雄式（曲腿后脚置于臀部外侧，脚趾朝后），另一条腿做半莲花式（脚放于大腿内侧上方，膝盖尽量贴向地板）。习练者朝做半莲花侧的腿进行深度扭转，同侧的手绕向后去抓握大脚趾，完成扭转。

这一体式的强度反映了圣哲巴拉瓦伽的传奇故事。

过度学习

巴拉瓦伽是一位刻苦认真的学生。可以说，在吠陀经典学习方面没有人比他更用功。吠陀经典是最古老的灵性与哲学文献，蕴含着大量的知识。无人奢望能够全部掌握这些经典，除了雄心勃勃的巴拉瓦伽。他一生都在研究这些经典：阅读、抄写、背诵，然后再来一遍。他专注地学习吠陀经典，就这样穷尽了一生。

重生之后，巴拉瓦伽立刻知晓自己要走哪条路——再一次研究吠陀经文。他刚识字便马上开始学习这些神圣的经典。他坚信自己学习越专注，离更强大的力量就会更近一步。再一次，他全心投入地学习，又穷尽了一生。

第三世也大致如此。人们开始听闻有一位名叫巴拉瓦伽的隐居高人，聪慧无比。但无人见过他，因为他昼夜都在学习吠陀经典。他是研究吠陀经典最有成就的专家之一，因为他是唯一一位耗费三世来不停学习经文的人。

第三世行将结束，巴拉瓦伽奄奄一息地躺在床上，不停地诵念着吠陀曼陀罗，等待生命的终止。湿婆出现了。巴拉瓦伽吃惊地瞪大眼睛，他以为自己如此投入地研究，终于要从生死轮回中解脱出来了。但不幸的是，他受到了打击。

　　"巴拉瓦伽"，湿婆声音中带有失望地说，"你在干什么？"

　　"我要死了，湿婆。您不是来带我走的吗？"巴拉瓦伽眼神亮晶晶的满怀希望地回答。

　　"不，巴拉瓦伽，我这次不会带你走，我希望你最终能从一直以来的过度学习中吸取教训！"湿婆怒言。

　　"您说什么？我之所以如此努力地学习都只是为了更靠近您啊，敬爱的神。"巴拉瓦伽惊讶地说道。

　　"这样的话"，湿婆解释说，"你所学到的也不过如此了。"他随手伸出窗外，从近处的山上挖了一捧土拿给巴拉瓦伽。"这是你第一世学习所学到的。"他边说边将

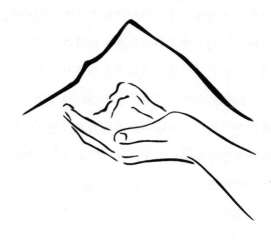

这堆土放在巴拉瓦伽的床边。

他又将手伸了出去从另一座近处的山上挖起第二捧土，拿给巴拉瓦伽看。"这是你第二世所学到的。"然后，将第二堆土放在第一堆土旁边。

转眼，他将手伸出去从最近的山上又挖起一捧土，展示给双眼已迷离的巴拉瓦伽看。"这是你第三世所学习到的。"说完，将最后一捧土放在另两堆土旁边。

湿婆同情地看着巴拉瓦伽，把手放在他的肩膀上，说道："你花了这么多时间研究吠陀经典已经成为专家了。毋庸置疑，没有人知道的比你更多。但是，相比于堆积成山的知识，你只不过学习了一抔土的量。那你学习的这些究竟给你带来了什么？你在这里，孑身一人，人生毫无乐趣，知识也未曾与人分享。尽管你可能了解吠陀经典，但你却不知道它们的真义，因为你从来都没有与他人分享它们的恩典与喜悦。只有通过与别人分享智慧，智慧才会变活，真的住进你的心里。所以，亲爱的巴拉瓦伽，我要再给你一次机会。你可以再用一世来接近我，如果你善加利用，我承诺这会是你最后一次轮回。"说完，湿婆离开了巴拉瓦伽，那天晚上，巴拉瓦伽安静地死去了。

巴拉瓦伽在下一世不再一心扑在学习上，而是讲学。

他致力于分享吠陀经典中的高深智慧与喜悦，并教育引导了众多好学上进的人走上了灵性的道路。他的博学与悲悯远近闻名，各个层次的人们都骄傲地称他为自己的老师。在他临终时，学生们从各个遥远的地方赶来向伟大的巴拉瓦伽顶礼致敬。

甚至连湿婆也来向此刻虚弱无比的老师致敬。再一次，湿婆将手搭在巴拉瓦伽肩上并说道："亲爱的巴拉瓦伽，你终于吸取了先前的教训。你现在知道吠陀经典的智慧不存在于知晓而是延续与分享了吧？你看，有多少灵魂正是因为你的恩典与慷慨而被点亮。你按照我的话做了，我承诺过，如果你愿意，你可以从生死轮回中解脱出来了。"

巴拉瓦伽饱含着喜悦的泪水抬头看着湿婆，回答说："湿婆，虽然说没人比您在我心中的分量更重了，但是我必须怀着敬意拒绝这一恩惠。您看，我现在明白了，我通过这些神圣的经文与他人联结，分享快乐的时刻，没有什么时候能比这些时刻和您更近了。活在这些伟大的智慧里宛如住在天堂一样。"

就这样，湿婆眼含敬意地离开了巴拉瓦伽。巴拉瓦伽心存喜悦地离开了自己的身体，只为了重生为下一位伟大的哲人。

哲人的智慧

巴拉瓦伽花了三世明白了我们可能无须一世就能领悟到的事情：当我们找到自己愉悦的根源，践行并将它分享给别人，这是我们的责任。这并不意味着我们要尝试说服别人去快乐，但如果我们能够身体力行被教导的知识，那我们的例子便会激励别人去发现他们自己内在的快乐之源。许多人花了大量时间做一些让他们自己并不开心的事情，或者太过于关注实现某一个目标而忽视了大局。

尽管巴拉瓦伽在第四世时才弄明白如何充分地生活，但或许我们可以在这个深度的扭转体式中将圣哲的智慧带入心里，然后开始在生活中体现出他的故事所教给我们的最重要的经验：当我们发现真正的人生热情所在时，只有通过与别人分享才会淋漓尽致地将它展现出来。

圣哲康迪亚式

（Koundinyasana）

　　这一挑战性手臂平衡体式要求力量与灵活性：单腿向前伸展越过对侧手臂，另一条腿向后伸展。许多学生对于该体式的细节要挣扎许久才找得到将双腿抬离地面的平衡感。

　　圣哲康迪亚式有一个变体叫扭转康迪亚式（Parivritta Koundinyasana）。这个体式比较容易从扭转鹤式（Parivritta Bakasana）或侧鹤式进入。在身体扭转时，双腿向身体扭转一侧伸展。要想经受住这一体式两个版本的挑战，习练者必须自信，这也是伟大的圣哲康迪亚教导我们的最重要的经验。

预知与困境

当净饭王（Suddhodana）和摩耶王后（Maya）迎来他们第一个儿子悉达多（Siddhartha）后，他们举办了一场盛大无比的宴会为新王子赐福。最有威望的圣贤与先知被邀请至朝堂，按照传统，要预测小王子一生的成就。智者们一个接一个地走上前向国王和王后预言他们儿子的将来。

一位圣人说："他将会变成有史以来最伟大的国王，并且带来永久的和平！"

另一位圣人接着说道："王子将会带来这个王国曾未有过的荣华富贵！"

另一位先知说："这位王子会娶世上最美丽的女人为妻，他们会有众多子嗣，皇室血脉得以永久延续！"

国王听到这些美好的预言后十分愉悦，因为他自己也认为儿子的统治能力会超越自己。但此刻还剩下一位先知没有做出预言。圣哲康迪亚为朝廷效力多年，国王和王后在大事上常信赖于他，所以他们很期待听到他的预言。

康迪亚站起来说："亲爱的国王、王后，我非常高兴地告诉你们，你们的儿子将会是有史以来最伟大的君王之一，他将统治的领土要远大于你所知的，统治的时间要远

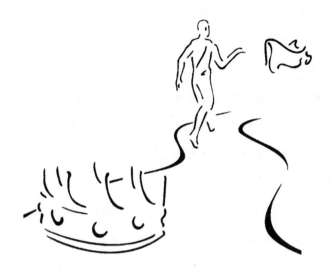

远长于你我所能想象的。然而，他不会在王位上实现这一切。实际上，你的儿子，悉达多王子，会放弃你口中的王位，离开你所说的王国，离家出走。如此，他会发现通往快乐与真理的道路。这一发现会使他成为世界上最令人敬重的人之一。"

一想到儿子会放弃他多年来打拼来的一切，国王既惊又怒。他当即令人将康迪亚赶出朝堂并逐出境。走出门口的时候，康迪亚平静地说："你儿子开悟的那一天我会出现的。我会是第一个称他为佛的人。"净饭王当下发誓绝对不能让康迪亚的预言成真。

在王子逐渐长大成人的过程中，净饭王和摩耶王后将他和外界隔离开来，不允许他离开宫殿。只使用年轻、健康的仆人，这样做，悉达多就不会接触到痛苦、疾病或死亡。当悉达多成年后，便强烈要求父亲允许他离开宫殿。尽管父亲紧张不已，但还是安排了一天让悉达多生平第一次去看看外面的世界。

国王下令让每一个生病年迈的人躲藏起来，并且让所有死亡的痕迹都远离他儿子游行的路线。苦行者被赶出城，这样儿子就不会得到启发去过康迪亚预言的苦行僧生活。悉达多穿过城市的街道所看到的都是年轻美丽的人们。这个世界上只有健康、快乐和自由，这是他以往全部知道的。但当他绕过一个街角沿着小巷望过去时，觉察到些许异样。

悉达多王子改变了游行的路线，沿着小巷溜了过去，看到最底层的人正试图躲藏起来。这是王子生平第一次看见死亡、年老与疾病。同时，他还看到正在拼命与痛苦抗争的苦行者。此刻，他才意识到痛苦也是人生中的一部分。

悉达多回到宫殿后，便知晓了自己的使命。半夜，他悄悄溜出了宫殿，开始了苦行的生活，他要找到终止人类痛苦的方式。在王国的一隅，康迪亚正在等着他。

康迪亚和悉达多王子终年苦行以从身心中解脱出来，摆脱痛苦。忘我的苦行后，悉达多发现痛苦没有减少只有增加。终于有一天，悉达多认定苦行不是开悟的途径，这让坚守"苦行是开悟唯一方式"的康迪亚颇为头疼。至此，圣哲与王子分道扬镳。

悉达多王子开始发现了"中道"，或说佛教之路。开悟后，他找到康迪亚并告诉了他四大真理。康迪亚立刻意识到悉达多已经成佛——真理的觉证者。他知道悉达多的"中道"已引领他涅槃。此刻，康迪亚成了悉达多的学生。康迪亚和悉达多开始了关于开悟的布道，向他人展示一个人所能统治的最伟大的疆土便是心。

神性的实现

佛的故事是必然的、注定的，也是充满毅力与坚持的。他得道成佛是受强烈解除众生痛苦的欲望所驱使而达成的。开悟状态下的悉达多发现了佛教的重大原则或说四大真理。它们是：

人生即是苦。

欲望乃痛苦之根本。

解除痛苦是可行的。

解除痛苦的方式是遵循"中道"：正志、正语、正业、正命、正精进、正念、正定。

佛发现了正道，但即使是他最坚定的支持者康迪亚也没有立刻认可他所教导的真理。持一点怀疑的态度在精神道路的选择上大有裨益，对老师的质疑也能让自己自信于最终选择的道路。康迪亚式反映出通往优雅的艰难途径。它是一个富有挑战性的体式，但终究不过是一个平衡的问题——力度与优雅的中间道路。

瓦西斯塔式

（Vasisthasana）

瓦西斯塔式（Vasisthasana），有时也叫侧板式，是一个具有挑战性的手臂平衡体式，能够强健身体所有主要部位（如手臂、大腿、腹部与脊柱肌肉群）。习练者平衡于单只手臂上，身体呈一条直线，双脚侧立于地板上。

国王也需要点化

瓦西斯塔（Vasistha）是一位了不起的圣哲，他接受挑战，成为毗湿奴化身之一罗摩的老师。罗摩来到人间匡扶正义（dharma），因为地球正遭受消极的影响而处于崩溃的边缘。罗摩的父亲，也就是十车王（King Dasharatha），他因看到远游归来的儿子似乎对这个世界提不起兴致而变得忧心忡忡。罗摩的漠然是异常的，所以十车王希望受人敬重的圣哲瓦西斯塔能够帮忙。当十车王向瓦西斯塔描述起罗摩的心境时，这位圣哲听到后竟然十分开心。因为他知道年轻的罗摩此刻所体验到的毫无激情正是走上灵魂之旅的前兆。一个人必须先看到天花板上的缝隙才能看到穿透天花板的亮光。于是，瓦西斯塔借罗摩不适这一时机，去罗摩那里自荐。

罗摩对这位圣哲能帮助自己打起精神深表怀疑。他处于深深的抑郁中，整个世界看上去都失去了光彩。瓦西斯塔开始解释，这种无趣之感正是生活再度清晰起来所必备的，而且罗摩已经开始了他的灵魂旅程，只不过需要一些指引，而一位好的老师是能够提供这些指引的。

正如我们很多人知道的那样，有时我们必须要跌入低谷才能柳暗花明开始新的一程。只有对转变感兴趣并且知道这个世界哪里尚需改进的灵魂才最适合追求灵性上的进步。这并不是指我们要对事物存在的方式不满，而是要不满于那些不能服务于我们精神精进的事物。如瓦西斯塔解释给罗摩所说的，当我们意识到其中的微妙差别时，我们才能通过瑜伽的过程，放开那些于我们毫无助益的事物，变得越来越满足。

解放的灵魂

瓦西斯塔和罗摩作为师生之间的对话构成了《瓦西斯塔瑜伽》（又译《至上瑜伽》，*Yoga Vasistha*），这是瑜伽哲学和神话学中最为重要的经典之一。在这部经典中我们学习到灵魂解脱（jivanmukta）的状态，即活着时灵魂便已解放出来。Jiva是个体灵魂，是通过工作、家庭、事业、才艺和激情所表达出来的独特个体。Mukti是"解放"或"自由"相对应的梵文词，它指的是大脑认为人不过是凡胎而难以辨认出我们是从内在神性中解放出来的。瓦西斯塔解释：奇迹会在个体灵魂与绝对自由合一时出现，正如古话所说，我们活在这个世界里，却又不属于这个世界。

乌鸦与椰子

《瓦西斯塔瑜伽》中反复出现的一个比喻便是乌鸦与椰子。瓦西斯塔像佛鼓励我们一样鼓励罗摩，要"行动起来，就好像你做的每件事都能够影响世界，但同时了然你所做的每件事对世界毫无影响"。瑜伽里满是这类的悖

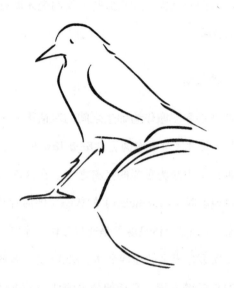

论。在这个例子中，瓦西斯塔讲到一只乌鸦飞落在一棵树上，恰好此时一只椰子落到了地上。问题是，是乌鸦飞落的冲力使椰子掉落吗？还是仅仅因椰子熟透掉落，恰好和乌鸦停在树上的时间重合？瓦西斯塔几次向罗摩提出这个问题。在诸多瑜伽经文比如《薄伽梵歌》中都能看到这一观点：我们有权行动但无权决定行动的结果。

我们可以将这个世界看成是一个大的训练场或是一场受人监督的考试。在这里，宇宙给予我们修正的机会。究竟是我们的行为导致椰子坠落还是椰子熟透自己落下都并不重要，重要的是我们继续采取行动，比如运用我们的思想、语言和行为。只有这样，我们才有可能影响到更多的椰子。我们永远不知道自己哪句不经意的善意评论会触动友人的心。那一刻的发生可能是因为到了他们接受善意的时候了，又或者是因为我们所说的话本身。不管是哪种原因，善意的语言对我们的灵性颇有助益。永远秉承高尚行为将改变世界的信念，即使只是恰好到了世界改变的时间，这一点很重要。

瓦西斯塔的遗产

从瓦西斯塔那里学了重要的一课后，罗摩不仅成为历史上最著名的国王之一，还是伟大史诗《罗摩衍那》中的主要人物。他为子民争取平等与幸福，与妻子悉多深情相爱以及他最好的朋友哈努曼从恶魔那里英勇救出悉多都是脍炙人口的故事。而这些都离不开瓦西斯塔的耐心与教导。他孜孜不倦地将自己的智慧传递给罗摩，而罗摩心态开放，乐意接受他的教导。

所以是乌鸦与椰子合力让命运出现。对于瑜伽士而言，世上并无运气一说。只有在大量的准备之后，在合适的时间、合适的地点，所有的一切才会有条不紊地出现。

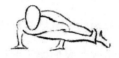

阿施达瓦格拉式

（Astavakrasana）

阿施达瓦格拉式（Astavakrasana）以圣哲阿施达瓦格拉（Astavakra）命名。因阿施达瓦格拉的身体向八个（asta）方向弯曲（vakra），故又称八曲式。这个体式反映出圣哲扭曲的外形。阿施达瓦格拉式是通过单腿于对侧手臂上方伸展，另一条腿在手臂下方伸展，双脚脚踝交叉而完成的手臂平衡体式。身体前倾并屈肘，双腿交叉收紧并伸直的动作让臀部从地板抬起。这一挑战性体式强健了手臂、手腕及腹部肌肉。

阿施达瓦格拉的故事

阿施达瓦格拉在自己母亲子宫里的时候就常听父亲吟诵《吠陀经》真言。每当父亲念错，阿施达瓦格拉就会痛苦地萎缩扭转。当他实在忍受不了时便通过母亲肚子传话纠正他的父亲。父亲怒而诅咒阿施达瓦格拉，导致他的身体向八个方向弯曲。所以，他一出生便是残疾之躯。

长大成人后，一天，阿施达瓦格拉决定去国王迦那卡（Janaka）的朝堂上参加关于哲学讨论的集会。国王迦那卡是罗摩爱人悉多的父亲。国王在《吠陀经》研究方面颇有声望，他这次邀请了许多有学识见地的学者来参加。由于阿施达瓦格拉的身体畸形得太厉害，所以他拄着拐棍花费了好几天才到达国王迦那卡的朝堂。

阿施达瓦格拉一进入朝堂，所有人见到他的样子就开始大笑不止。但令大家没想到的是，阿施达瓦格拉突然开始狂笑起来，声音盖过了所有人的笑声。

国王迦那卡走到阿施达瓦格拉身边，问："你是谁？你为什么笑得这么大声？"

阿施达瓦格拉回答："其实我不是在笑，而是在哭。尽管我身有残疾，但还是千里迢迢赶到了这里。我听说往

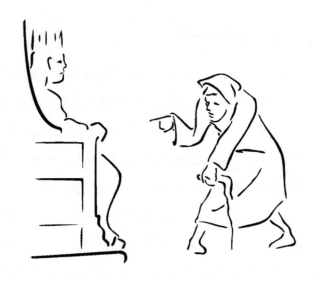

来于您朝堂的都是智者，所以满怀期待听到睿智的讨论。
没想到这一切让我大失所望。我一直期待看到伟大的瑜伽
士，跋山涉水赶来却发现白费了功夫，因为我只看到一群
修鞋匠。"

国王迦那卡问："为什么你认为这里每个人都是修鞋
匠？你难道不认为他们都很博学，或来自伟大的婆罗门王
朝，或对《吠陀经》有深入的研究吗？"

"不"，阿施达瓦格拉说，"他们全是修鞋匠。他们
只看表面而不看灵魂（atma）。他们看不到灵魂或至高无

上的灵魂。他们只看表面，并根据表面做出判断。这就是修鞋匠的职业，他们总说'这张皮好，那张皮不好。这张皮光滑，那张皮粗糙'。来这里就是浪费时间。"

听到阿施达瓦格拉一席话，国王迦那卡和他的宾客们都深感羞愧，他们理解了他所表达的深意。国王迦那卡向阿施达瓦格拉鞠躬，成了他的学生。随后，阿施达瓦格拉教导了他关于灵魂的科学，这些教导被记录下来，写成《阿施达瓦格拉歌集》（*Astavakra Gita*）。

阿施达瓦格拉的智慧

这个故事尖锐地指出我们身上存在的人性问题。我们中的大多数人过度在意外表，有时甚至通过外在来断定自己身份。尽管瑜伽将身体看成是灵魂的殿宇，但同时它也提醒我们，外表不过是一层皮。因此，适度脱离外表不失为上策。我们要多大限度认同于我们的身体？镜中发现自己长了痘痘或白发是不是天就塌了？阿施达瓦格拉的故事告诉我们，外在形象对于内心展现的并不多，而我们却常常被误导。

阿施达瓦格拉的故事也展示出不管身体条件如何都可以习练瑜伽。我们的灵活度不是由肌肉长度来衡量，而是取决于我们迎接挑战的意愿。伟大的圣哲阿施达瓦格拉没有让自己残疾的身躯影响自己对瑜伽的追求，并以此来证明自己的态度。阿施达瓦格拉式不一定要求高度的灵活或力量，但要求用心弦将人向上提拉起来。要收缩的最重要的肌肉便是心了。

毗奢蜜多罗式

（Vishvamitrasana）

　　集扭转、站立、开髋、手臂平衡于一体的毗奢蜜多罗式（Vishvamitrasana）似乎与毗奢蜜多罗（Vishvamitra,又译"众友仙人"）传奇的人生一般充满挑战。毗奢蜜多罗式从下犬式开始，右腿向前绕到右臂外侧，然后右臂完全来到大腿下方。随着呼气，将身体重量向右手倾斜，左臂放于左大腿上保持平衡。随着吸气，左臂上举，右腿伸展。

毗奢蜜多罗的一生

　　毗奢蜜多罗在成为圣哲之前曾是一位国王。传说有

一天行军途中，国王毗奢蜜多罗到了圣人瓦西斯塔隐居的
地方。圣人照料了毗奢蜜多罗的整个军队，让他们畅快地
饱餐一顿。国王毗奢蜜多罗便问他如何可以让这么多人吃
饱喝足，圣人回答说自己有一头神牛。毗奢蜜多罗被这头
神牛给吸引住了，想要来作为礼物，却遭到瓦西斯塔的拒
绝。所以，为得到这头神牛，毗奢蜜多罗决定与瓦西斯塔
决斗。

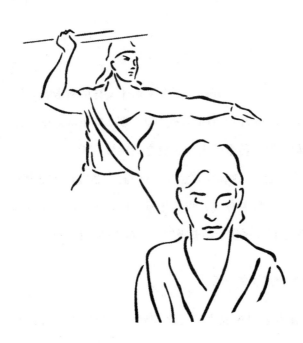

　　尽管国王毗奢蜜多罗勇武无比，但在圣人瓦西斯塔的神力面前立刻败下阵来。国王意识到，圣人的力量其实要远远大于武士的力量。于是，他决定放弃自己的王国，通过习练瑜伽尝试让自己成为圣人。

　　修行中的毗奢蜜多罗脾气暴躁，经常诅咒别人，通过苦苦练习获得的力量也因此不断被削弱。一天，当毗奢蜜多罗正在冥想以获得精神力量时，众神之主因陀罗担心他的力量强大起来会影响自己的地位，便派一名绝色美女到他身边，毗奢蜜多罗经不起美色诱惑开始和美女厮混。

　　最后，毗奢蜜多罗意识到自己对欲望的迷恋让自己脱离了正轨，便又开始了冥想。经过大量专注与密集的习练后，毗奢蜜多罗最终从瑜伽士成为圣哲。他身上体现出圣哲的品质，比如耐心、宽容和悲悯，就连他先前的敌人瓦西斯塔也十分敬重他。

试错

　　毗奢蜜多罗的修行之旅表明人生前进途中充满了尝试与错误，只有持之以恒才会取得成功。当阿周那提出控制意识要远难于控制风时，克里希那在《薄伽梵歌》中也教导过阿周那持之以恒的重要性。最初，我们的脾气可能会

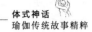

阻碍我们沿着灵魂的道路前行，但如果跌倒，它也能帮助
我们再度站起来。由于毗奢蜜多罗的修持（Sadhana）相比
于瓦西斯塔充满了更多的困难，所以他的体式也更难——
这提示我们瑜伽之路并非坦途，但绝对值得追随。

第四章

动物与大地

瑜伽传统引领练习者接近事物的本源。作为瑜伽士，我们的主要任务之一就是清除所有阻碍我们接近万物内在神性之光的障碍。践行这一原则的便是我们身边的所有生灵、事物。我们从树、狗、猫、牛中寻找相似点，通过模仿这些动作，建立我们与地球上万物生灵的关系。

　　鱼式的故事告诉我们，第一位瑜伽士是湿婆。据说，他是瑜伽传统的创始者，因而我们通过练习，以各种方式向他致以敬意。湿婆的原型之一是动物的保护神——帕舒帕提（Pashupati）。吉瓦穆提瑜伽（Jivamukti Yoga）的合创者沙伦·甘农（Sharon Gannon）与大卫·莱夫（David

Life）称瑜伽士为"最初的环保说客"。瑜伽士发现了与星球、动物以及我们身边的万物生灵建立联结的内在价值。作为动物的保护神，湿婆轻柔地行走在生灵当中，所有生灵都视他为朋友。

充分地敞开心扉让别人感知到，这样做是极具能量的。在很大程度上，人类很难识别他人心胸的开阔，而动物则会立马感知到。它们可以本能地判断出这个人是来帮助它们还是要来伤害它们。

许多瑜伽体式给予我们释放内心恐惧的机会，包括平衡体式，挑战我们对摔倒的恐惧；倒立体式，挑战我们对世界颠倒的恐惧；后弯体式，挑战我们对完全打开的恐惧。一旦恐惧占了上风，恐惧便会成为一种压倒性的力量，让我们紧闭退缩，会与身边一直存在的良机失之交臂。

体式教导我们如何才能变得无畏。不管是通过丰富如哈努曼及其勇敢本性的故事还是简单如信赖主人的狗狗，又或者是展翅翱翔的仙鹤，我们都能从身边的生灵那里学到太多太多的知识。它们多数都是无所畏惧地生活着，日复一日，保持自己的本能习惯，从来不想"天哪！我真希望我没那样做！"

人类面对恐惧难以释怀，而动物则轻易地将之抛开，这一点，二者之间的差异悬殊。在野外，老虎捕食小羚羊失手，虎口脱险的小羚羊并不会花几周的时间来琢磨自己濒临死亡的经历。它也不会在所有羚羊朋友面前挨个诉说一遍自己的遭遇，它也不会担心再遭袭击而不再去那个小池塘。它只不过抖抖自己的身体，让一切穿身而过，继续过自己的生活。

　　体位法给了我们这样做的机会。我们用这个机会去模仿大自然中的不同形态，让我们的人生经历穿身而过。我们拉伸关节与肌肉以创造空间，竭尽所能体现每个体式的本质，在那个状态下学习它内在的经验并体验自由的感觉。在这个过程中，我们开始释放身体和内心的恐惧时，我们便能时时刻刻愉悦地享受生命的美好。恐惧在我们身体层面体现为紧张感，而瑜伽体式能释放我们身体里的紧张感。紧张感的消除也就意味着恐惧的消失。恐惧的消失预示着喜悦、爱与心灵开放的到来。随着我们展现自然界里的各种形态，我们也逐渐爱上所处的这个世界。

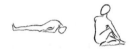

鱼式与鱼王式

（Matsyasana & Matsyendrasana）

在鱼式中，练习者仰卧下来，双腿伸展并收紧，肘部收到身体下方。随着吸气，胸腔上提向天花板，头部后仰头顶触地。正如海里有各种各样的鱼，这一体式也有很多变体。在有的变体中，双腿盘莲花，或作束角式（Baddha Konasana）。在另外的变体中，双腿抬离地板与地板成45度角，双臂抬起合掌与双腿平行。在有支撑的鱼式中，将瑜伽砖纵向置于两侧肩胛骨中间，头部靠在毯子上。接下来还会介绍到鱼王式，这是一个向鱼致敬的完全不同的体式。

第一位瑜伽学生

历经万年冥想修炼后，湿婆决定从冈仁波齐峰上下来。作为宇宙的毁灭者，湿婆毫不在意自己的形象，顶着一头脏辫满身灰尘下山去找自己的爱人帕尔瓦蒂（Parvati）。作为湿婆的伴侣，帕尔瓦蒂有大量的时间来打扮自己。她预感这一天湿婆要来了，所以，她准备了食物在河边等候湿婆。就在她准备午饭的时候，她的爱人来到了她的身边。

湿婆告诉帕尔瓦蒂他在打坐冥想时发现了最为奇妙的事情。经过如此多年的冥想，他终于发现了打开宇宙的密钥。他发现了瑜伽，这是实现个人灵魂与神性之源终极结合的途径。他不断地讲述着自己在山顶想出来的精彩教义，而帕尔瓦蒂却在一边忙着准备午饭。

"帕尔瓦蒂，你到底有没有听我说话？"湿婆大叫道。

"什么？哦，不好意思，我的爱人。我正在准备午饭。"帕尔瓦蒂平静地回答。

"但我刚刚在讲对一生的探索。你难道一点都不感兴趣吗？"湿婆问道。他诧异于妻子对这样伟大的发现竟表现得如此冷淡。

　　"我当然感兴趣了，你接着说吧。"她简单地回应。

　　于是，湿婆继续讲解瑜伽，它是如何运作的，人们通过何种练习可以再度发现它，冥想的境地是什么样的，个人是如何拥有一丝神性的。其实，帕尔瓦蒂早就了解瑜伽并从记事起就开始默默虔诚地练习了，湿婆对此一无所知。而帕尔瓦蒂却一直以为湿婆也知道瑜伽只是未曾提起罢了。虽然对于湿婆刚刚"发现"瑜伽的存在略感吃惊，她还是谦虚地听湿婆得意扬扬地谈论练习的荣耀。

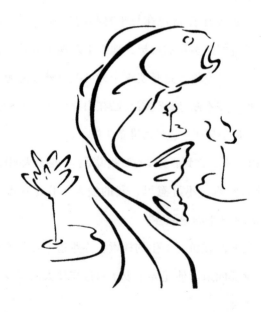

　　与此同时，附近河里有一条顺流而下的鱼途经此地。玛茨亚（matsya的梵文词意是"鱼"）是一种特殊的鱼类，它有聚精会神聆听的能力。当它游经湿婆和帕尔瓦蒂身边的时候恰好听到了湿婆的话，于是决定停留一会儿仔细听听。此前，它从未听过湿婆讲人生及宇宙的本质，而此刻他的话听起来如此重要。

　　湿婆讲，玛茨亚在听。听着听着，奇迹开始出现了。玛茨亚感受到瑜伽的技巧与理论抓住了自己并进驻到身体里，直到讲解结束时，它开悟了。那一刻，湿婆成了第一位讲解瑜伽的老师（guru），玛茨亚成为第一位聆听瑜伽的学生（chela），他们开启了千百年来师生口口相传瑜伽教义的传统。瑜伽中没有什么能比得过这种师生关系，通过认真的听讲，任何好学生都能效法玛茨亚。

鱼的回归

　　当一个人真正开悟后，他有机会回到地球去帮助那些对此种解脱感兴趣的人。玛茨亚选择了回归。传说他出生后，一半是鱼，一半是人。他被称为玛茨亚德兰斯（Matsyendranath），即"鱼王"。正是由于他的智慧，才有了纳斯瑜伽士们后来著成的《哈达瑜伽之光》。这样，所有哈达瑜伽士可以将他们的学习体系追溯到玛茨亚德兰斯的教导。

　　在鱼王式（坐立脊柱扭转）中，我们尊敬鱼以及其作为玛茨亚德兰斯的回归。在这个体式中，直立的躯干代表半人圣哲，折叠的双腿象征鱼尾。这个体式让我们与直接或间接影响过我们的老师保持强烈的联结，因为这个故事告诉我们，我们都有着同样的根。

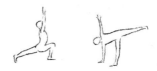

月亮式与半月式

（Chandrasana&Ardha chandrasana）

月亮式是在站立冲刺式的基础上后方膝盖抬离地板，双臂上举，脊柱拉长。半月式（Ardha chandrasana）同样是站立体式，但要求更多的平衡与专注。单腿站立的同时，同侧手触地，练习者身体伸展，另一条腿向后，腾出来的手向上举起。在终极体式中，头部转动看向天空。

甘内什（Ganesh）与月亮

因慷慨与滑稽而深为人们喜爱的象头神甘内什，也因狂热迷恋甜食而出名。他手里常托着一碗甜食（prasad，受祝福的食物），方便他随时取用。尽管他偏爱甜食，却是一位瑜伽大师，师从他的父亲湿婆。甘内什知道如何平衡嗜好与苦行，所以他虽然身形矮胖但身体十分灵活。

有一次，甘内什吃了太多甜蛋糕，肚皮都要撑破了。他决定动身回家，为了让装了太多食物的肚子也休息一下，他骑上了他一直以来都信赖的"骏马"——一只小老鼠。由于老鼠实在是太小了，甘内什不得不极尽平衡的本事让自己笨重的身躯保持在东倒西歪的小老鼠身上。

这一对儿慢慢行走着也还算顺利，突然一条很长的眼镜蛇出现在他们的路上，吓坏了小老鼠。小老鼠飞似的冲向道路的一边，甘内什倒在路的另一边。就在他滚到路边的刹那间，肚皮撑开了，甜蛋糕散落得到处都是。甘内什烦躁不已，不仅仅因为眼镜蛇吓到了自己的坐骑，更因为肚子里的甜食全部掉出来了。他东奔西走，把所有的甜蛋糕都捡了回来，一个接一个地重新塞回到肚子里。紧接着，他抓起眼镜蛇将它紧紧地系在自己的腰上。这所有的一切都被月亮（Chandra）看在眼里。看到甘内什如此滑稽的举动，月亮忍不住大笑起来。说实话，谁看到这样的情景能忍住不笑呢？

甘内什发现自己成为月亮的笑料而深感尴尬，一气之下（记住，他是湿婆的儿子），折断自己右边的象牙掷向月亮。月亮被象牙刺穿，失去了光芒。甘内什诅咒月亮，让它再也不能发光，整个地球就一直只有太阳照射。

　　没有夜晚，没有黎明，没有傍晚，整个世界失去了爱。没有任何地方适合谈情说爱，灼热的大地让人和神都感到焦灼、无望，众神将甘内什团团围住，请求他让月亮再次发光。在众神的奉承之下，甘内什决定采取折中的办

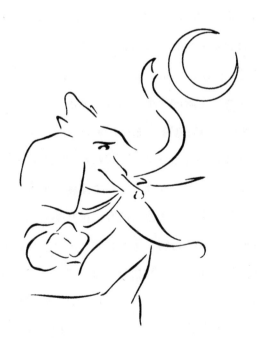

法。他答应让月亮继续发光，但须有盈亏，只有每四个星期才能满月一次。他要给月亮一个永久的教训，让月亮再也不敢笑话他。至于甘内什，他永远都带着那根断掉的象牙，象征着因片刻愤怒而失去平衡。

月亮的教训

瑜伽士从中能学到非常重要的一点是我们所经历的一切事物都有内在的能量源，就像太阳和月亮一样（见Chakrasana）。在我们体内，太阳和月亮各分管一半：月亮主管左侧的能量通道（ida nadi，左脉），太阳主管右侧的能量通道（pingala nadi，右脉）。理想状态下，我们应尽量寻求这两股光源的平衡，均等地沐浴在月光与日光下，学会在通往开悟的道路上使用这两种能量。

甘内什或许给了月亮一个教训，但真正的教训是仅有日光照耀，所有的爱都会从这个地球上消失。没有任何的柔软、阴影来描绘我们的内心。没有黎明或黄昏，也就没有日夜交替能够达到完美平衡的衔接点。在瑜伽练习中我们学习到了那条古老智慧的真谛："上行，下效。存乎中，形于外。"正如日月当空，我们心中亦然——我们从生活阴影月光处寻求与人生明亮阳光下同等多的快乐。

眼镜蛇式

（Bhujangasana）

眼镜蛇式是一个形如其名的简单后弯体式。当我们俯卧下来，后背部肌肉发力将头部和胸腔抬起来，我们的胸腔和上臂代表眼镜蛇的兜帽。由于蛇没有四肢，传统上来说，双手不会用力将身体从地面推起抬得更高。

野兽之美

眼镜蛇对于大多数生物而言是可怕的，但它却是瑜伽士的朋友。当我们在瑜伽之路上遇到困难、毒物及恐惧时，它便能通过各种显现来帮助我们。比如湿婆，用眼镜蛇来装点自己。他将眼镜蛇垂悬在自己脖子上，象征深度了悟对死亡的恐惧或对生命的贪恋（abhinivesha）。

蛇有力地象征着我们弃绝灵修路上所有恐惧的能力。我们不像有些见蛇就跑的人一样逃避恐惧，而是接近它，换一个角度审视它，以此来放弃恐惧。湿婆的儿子甘内什将眼镜蛇系在腰上，不仅是表达对父亲的敬意（或者只是为了捆住自己圆滚滚的肚子），也是代表自己尝试追随父亲亦是老师的步伐。甘内什作为瑜伽弟子，沿着父亲的瑜伽之路前行并展示出掌控恐惧的决心。

眼镜蛇曾被神仙们用来搅拌乳海，他们用力拉住蛇的首尾搅动。在龟式神话故事中（见本书第81页），半神与恶魔拉住眼镜蛇象征他们掌控住对于死亡的恐惧以及对于永生强烈的渴望。这与梵文唱诵如出一辙：

Asato ma sadgamaya

Tamaso ma jyotir gamaya

Mrtyor ma amrtam gamaya

翻译为"引领我从虚妄走向真实，从黑暗走进光明，

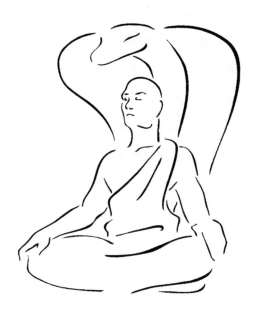

从死亡走入永生"。眼镜蛇常因其毒性而象征死亡，但半神与恶魔发现握住蛇却是他们通往永生的途径。

蛇的声音

根据《哈达瑜伽之光》，哈达瑜伽士的终极目标是要听到内在的声音，即最基础的音振，或按瑜伽士的称呼——秘音（nadam）。据科学家说，宇宙的每一面都由微小的振动弦构成，这些弦让广袤到微小的一切物体都产生振动。蛇有聆听到细微振动的内在能力，而这一神奇的能力使眼镜蛇更有潜力作为瑜伽符号了。

一想起眼镜蛇，人们常会联想到弄蛇人的样子。一直以来，人们都认为弄蛇人的曲子能让这凶恶的动物平静下来。然而，事实上蛇并没有外在的耳朵。为了听见声音，它们必须用下巴触碰硬面让振动传导到听觉神经。这意味着蛇通过内在振动感知声音而不是像人一样经由外在器官去聆听。蛇是从比弄蛇人制造出的外在声音更微妙的层面进行聆听，想想秘音或者内在声音的力量，能做到这点是很厉害的。

灵修的魅力

当佛陀在神圣的菩提树下打坐冥想时，一群眼镜蛇被他的平静和内在的自信所吸引而围聚过来。佛陀虽觉察出它们的存在但心中并无恐惧，这种无惧也使得蛇群确信他会一直保持静止。佛陀的平静能为蛇的大脑提供慰藉，因此，群蛇争相靠近他、保护他。众人围绕在佛陀身边但又不敢靠太近，唯恐惊扰了他身边那群致命的毒蛇。天开始下雨了，人们忧虑佛陀头顶没有遮拦会被雨水打湿，但又不敢上前给他遮盖。群蛇感激佛陀创造了宁静的空间，便

想办法保护他不受雨淋。眼镜蛇王游走到佛陀身后，尽最
大限度挺直身躯，由于它并无四肢，所以这样做也是颇有
难度。当它挺直到最高——三分之一的身体完全抬离地面
时，它张开自己的大兜帽，做出一个大华盖，让佛陀在其
遮蔽下极度平和地继续冥想。观者无一不惊诧于眼镜蛇的
慷慨以及佛陀冥想的安稳。

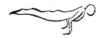

孔雀式

（Mayurasana）

Mayurasana代表的是骄傲的孔雀。这一手臂平衡体式以双手压地板、手指冲向后方开始，练习者支撑于双肘，身体向前倾以让双腿抬离地板。胸腔与头部模拟孔雀的身体，抬起向空中的双腿代表羽毛状的尾巴。

最凶猛的斗士

天上的昴宿星团化身为六姐妹，受湿婆恩赐，六姐妹生下了六个一模一样的儿子。当湿婆的爱人帕尔瓦蒂得知这六个男孩后，将他们带到自己身边全心全意爱着他们。她带着强烈的爱将六个孩子拿起紧紧地挤压，然后变出一个长着六个头的大力宝宝。他本身有很多名字为人所熟知，包括卡尔凯蒂耶（Kartikeya，意为"昴宿星团之子"，也称Kritika）以及山穆柯（Shanmukh，意为"六面者"）。

卡尔凯蒂耶只有几个月大的时候就已经成为世人所见最勇猛无敌的斗士了。他选择优雅的孔雀作为自己的坐骑，因为孔雀也是相当凶猛的斗士。它们是眼镜蛇唯一的敌人，能够杀死并食用蛇类，摄取剧毒并使其变得美丽与优雅。

恰巧在卡尔凯蒂耶出生前，恶魔之王完成了千年苦修要去找梵天实现自己的一个愿望。当恶魔要求梵天让他永生不死时，梵天回答："荒谬！凡是生出来的必将死去，这个愿望不可能实现。换个愿望吧！"

恶魔十分狡猾，他考虑到湿婆长久不在爱人帕尔瓦蒂身边，他们也不可能有儿子，所以便要求梵天允诺他只能被湿婆七个月大的儿子杀死。

梵天答应了恶魔的请求。这样一来，按推测恶魔算是可以永生了，因此他感觉自己强大到可以将所有神仙赶出天宫，将天宫据为己有。于是，他率领其他恶魔一起毁坏了天宫，令众神大为苦恼。

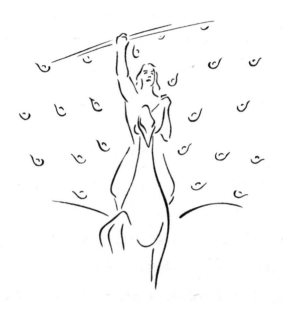

　　众神因恶魔之举而痛苦不堪的时候，恰巧卡尔凯蒂耶七个月大了。他们注意到这个快速长大的孩子十分聪慧勇猛，便恳求湿婆让卡尔凯蒂耶领导军队对抗恶魔。湿婆十分清楚自己儿子的力量与能力，立刻施恩相助。

　　于是，卡尔凯蒂耶跨上他光彩熠熠的战马——孔雀，领导一支由神仙和半神组成的军队去赢回他们在天宫的地位。一见到骑着大鸟的幼儿卡尔凯蒂耶，恶魔嘲笑着对着战场喊话，"你们当中唯一敢挑战我的就只有这个毛头小子了？让他回家玩战争游戏，去和玩具打仗吧！"

话音刚落，卡尔凯蒂耶和众神冲锋向前突击了恶魔们。在神仙和半神合力拼杀时，有人喊道"卡尔凯蒂耶一定是那个杀死恶魔的人"。孔雀相伴，手舞巨棍的卡尔凯蒂耶冲向恶魔。战斗进入白热化阶段，考验着双方的极限。但最终，年幼的卡尔凯蒂耶获胜，赢得了战争，让众神回归了天宫。

羽毛，无畏与信念

卡尔凯蒂耶的孔雀是高贵的坐骑（在梵文中读作vahana）。作为叱咤于战场上的神，拥有超凡智慧的神，卡尔凯蒂耶需要一个与他的力量与光明相媲美的坐骑。我们都熟悉孔雀高贵的品性，但诧异于它的凶狠。作为眼镜蛇王唯一的敌人，孔雀能够在其他动物畏惧毒蛇致命毒液的情况下让毒蛇感到害怕。作为卡尔凯蒂耶穿越战场时的坐骑，能征服眼镜蛇的孔雀象征着征服死亡。

孔雀不仅仅是无畏的象征。它也象征着忠诚与光明的品质。当孔雀的配偶死去后，活着的那只会独来独往度过余生，传说它常死于心碎。但当孔雀昂首阔步于天地间，瑜伽士们将其视为光明品质或善良属性的象征。孔雀既没有愚昧属性也没有激情属性。它的一生充满尊贵与宁静，

147

这些也是我们自己常常尽力效仿的品质。

还有一个敬献给孔雀的体式，叫pincha mayurasana或孔雀起舞式。它更常被熟知为小臂平衡体式。Pincha指的是孔雀羽毛。当风吹动羽毛时，羽毛便直立起来，我们尝试在这个体式中模仿同样的上提与轻盈。再重复一遍，轻盈在这个体式中最为关键。要注意这里有一个双关语（light可译为"轻盈"和"明亮"），因为这个体式要求我们在身体上提时要如空气一般轻盈，同时，在练习时要如孔雀的光彩一样明亮夺目。

在瑜伽神话中孔雀与头戴孔雀翎的克里希那密切相关。在他出生的温达文森林里有很多孔雀。当天空乌云密布时，这些孔雀优美而略显不安的姿态堪比带有灵性追求的舞蹈。同样，体式的练习，尤其是孔雀式，表达了瑜伽士通过悲悯之舞与神性建立联结的强烈愿望。

消化毒药

据说练习孔雀式一段时间后，可以给身体带来的好处是完善我们的消化能力，这一点通过孔雀有消化毒蛇的毒液这一能力体现出来。孔雀能摄取毒液，消化它之后依然保持美丽。我们常常要消化很多的毒——不仅以食物的形式出现，而且会存在于情景或关系等其他形式中。这一体式帮助我们处理这些可能会污染我们内脏的毒素，并且通过微妙的思想转变，将我们身边的消极事物转化成积极美丽的事物。

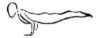

天鹅式

（Hamsasana）

天鹅式与孔雀式极为相似，只不过指尖冲向前方。天鹅被认为是十分尊贵的鸟。神话里称赞它有能力将混于水中的牛奶提取出来。伟大的瑜伽士有时也被称为paramahamsa，字面意思是"至尊天鹅"，因为他们能从遇到的一切事物中提取出灵性精华。

音之坐骑

在世界诞生之前，梵天静坐冥想了很久很久。最终，他的头脑清晰无比，或者用瑜伽士的说法，充满了善良属性。随着这种光明在其脑海里愈益升腾，一位女子被创造出来站在他面前。

梵天被其美貌所震撼，便问她，"你是谁？"

她回答："我的名字是萨拉斯瓦蒂 （Saraswati）。既然你将我创造出来，那我想要一个合适的位子和需要我去实现的神性目标。"

于是，梵天给了她最光彩照人的莲花作为宝座，赐给她最圣洁的天鹅，并让她将创作灵感赋予最为博学风雅的

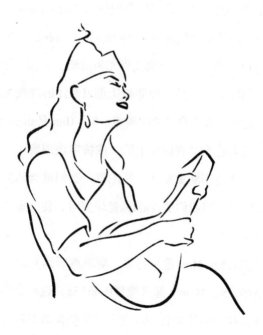

人士。

这就是伟大的萨拉斯瓦蒂女神，她拥有音乐技巧、艺术及知识，有典雅的天鹅作为坐骑。据说，萨拉斯瓦蒂掌管着一条与她同名的印度圣河，由她掌控河里的生命之水。从她的名字和形态中，我们能够发现言语（vak）的精髓，因为萨拉斯瓦蒂本身就是演说与交流的大师。

神圣的So'Ham曼陀罗是呼吸的曼陀罗，瑜伽士们称其为"ajapa曼陀罗"，或"无声曼陀罗"。每次我们呼吸时，都在重复这一曼陀罗。吸气时，我们发出"sssssssooooooooo"，呼气时发出"hhhhhaaaammmmmm"。当我们使用乌伽一（Ujjayi）呼吸时这一点会变得尤为清晰。乌伽一呼吸，或说"胜利呼吸"，是一种能够让意识专注的呼吸练习，所以我们能因此听清自己的呼吸声。So'Ham是shiva aham的浓缩，后者意为"我即至上"，或按字面理解，"湿婆，我是"。通过不断重复任一曼陀罗，我们就会沾染其内在品质，因此，当我们关注ajapa曼陀罗时，便会愈加熟悉我们神性的本质。

我们对So'Ham重复越多，则越难听出它的起始与结束。最终，So'Ham听起来像是Ham'Sa，也就是那只天鹅（呼吸大师）的梵文名字。由于它是萨拉斯瓦蒂的坐骑，而萨拉斯瓦蒂又是演说大师，我们能看到二者如何关联并彼此协作让我们的言谈变得高雅神圣。

山式

（Tadasana）

山式是一个基础站立体式，双脚并拢，双手垂于身体两侧。这一体式能够促进静止、增强力量、提高放松能力以及和山一样的稳定性。

喜马拉雅山

长久以来，喜马拉雅山聚居着流浪圣哲及瑜伽士，他们认为山洞的僻静适宜习练瑜伽和冥想。喜马拉雅（Himalaya）意为"雪（hima）的居所（alaya）"，而地球上最高的山脉又被称为戴瓦拉雅（Devalaya），意为"神仙的居所"。从瑜伽哲学角度来说，万事万物内在都有觉知与品性——这些不只存在于人和动物，同样也存在于诸如河流、山川、树木之类的自然事物中。喜马拉雅山由喜马瓦特神（Himavat）所代表，他是湿婆配偶帕尔瓦蒂的父亲。

　　山对于地球上的生灵而言极其重要，因为它们是河流的源头。河流奔向大海，用源源不断的生命活力滋养着大地。河流一直以来是精神生活中非常重要的方面。它们被圣哲视为无穷尽的生死轮回的象征。在彼岸，解脱等待着那些能够乘瑜伽之舟穿越湍急河流的人。一些河流如恒河（Ganges）和亚穆纳河（Yamuna）被奉为女神（devis）及优雅的母亲（mayis），她们甚至拥抱最脏的孩子。河流不

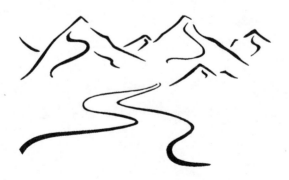

仅有能力将故去者的骨灰带入天堂，也能够洗刷掉他们以往行恶留下来的坏印象。

山与河密不可分，这也是为什么喜马瓦特被认为是印度最神圣的河流——恒河女神之父的原因。

生命之河

一次，国王巴格拉塔（Bhagiratha）祈求恒河来到地球，帮助净化地球。恒河女神允诺只要有人能接住她，她便从天上降落下来。湿婆同意用自己乱蓬蓬的头发接住恒河并成功地做到了。恒河现在以湿婆落脚的山头为源头流淌下来。当我们在山式站立时，头部离天堂最近。头部也是我们接受祝福的部位，经由头部，这些祝福如河流般流向身体各处。

树式

（Vrikshasana）

树式是单腿站立平衡体式。一条腿抬起，脚掌抵在支撑腿的大腿内侧，双手合掌，举过头顶。双腿代表树的根，深埋在地下，树干始于身体躯干，沿着脊柱双臂一直向上，手臂代表树枝。这个体式不仅能提高稳定性，加强脚踝、小腿肚以及大腿力量，还能拉伸双腿、腹股沟及胸腔的肌肉。

瑜伽士之树

从古时候起，瑜伽士们就将森林当作习练瑜伽的最佳场所。树是他们的家，为他们提供庇护，提供大量的鲜果、坚果用以果腹。森林也象征着不受物欲干扰有助于冥想清修的世外桃源。树荫被视为学生从老师那里获取精神知识的最佳地点。实际上，在众多精神传统中有许多在树下开悟的例子。

在古代，当人们要占用森林里的一片地时会诵念祷告词。简单翻译一下，祷告词是这么说的："我敬爱的树、藤蔓植物、昆虫及动物，请允许我借用一小块地来搭建自己的小屋。希望我们相处和谐。"许多瑜伽士和圣哲居住在森林里，他们亲自修建自己修行、隐居的住处，通常都是几个简易的小屋子。有人居住的森林在梵文中写作

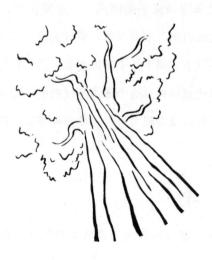

tapovan，意即"苦行森林"，指居于此地生活简朴不受物质分心。

从更广的意义上来讲，森林指的是世界，创造的全部，而我们只是其中的一部分。在《薄伽梵歌》中，克里希那将世界比作枝繁叶茂的菩提树，所有的生物活跃其中。森林对地球的活力起到重要作用。树叶是世界的肺，供给我们呼吸所需的氧气，而根可以存留住水，防止水土流失。

恩典之林

《诃利世系》（Harivamsa）讲述了克里希那是如何从因陀罗的天堂花园中将夜花树（Parijata也被认为是夜间开花的茉莉）带走并将之献给自己的爱妻萨提亚芭玛（Satyabhama）作为礼物的。就像这株从天堂移植到萨提亚芭玛宫殿中的夜花树，树式代表灵性在物质世界绽放。在这个体式中，一只脚深深植根于土壤中，而合掌的双手去够触灵性的天空，将来自天上的祝福引导下来。

树式为习练者冥想树内在的品质提供了绝佳的契机。来自孟加拉的舞蹈圣人柴塔尼亚（Sri Chaitanya）将包容视为获取瑜伽的先决条件，就像树所体现出来的。在柴塔尼亚的诗篇中，他曾经唱道："比草叶更为谦虚，比大树更为包容，将所有荣耀归于他人，不图个人功与名——这些都是取得瑜伽胜利的必要品质。"树是如此的宽容，甚至对挥舞斧子将其砍倒的伐木者它都奉献出荫凉。真正的瑜伽士就像树提供给我们荫凉、鲜花、果子和木材一般，慷慨地分享着精神智慧的果实与爱。

克里希那与森林有着特殊的关系。他从小长于温达文，意为"温达树的森林"。《薄伽梵往世书》中克里希那赞颂树，呼喊："看看这些温达文最为吉祥的树吧！它们奉献了自己的一生，为他人谋福祉。它们经受了来自自然界的种种干扰：风雨的洗礼、烈日的曝晒、寒风的肃杀，但是它们却谨慎地为我们消除疲倦，给我们庇护。我亲爱的朋友们，没有人拒绝这些树的庇护。它们为人类社会提供了各种物品，诸如树叶、花朵、水果、荫凉、树根、树皮和燃料。"

在树式这个体式里，我们将慷慨、包容、力量与平衡注入身体、头脑和呼吸中。

牛面式

（Gomukhasana）

这个体式据说代表的是牛（go）的脸（mukh）。练习者在坐立位置上，单腿屈膝，叠加在另一条屈膝的腿上，形成牛的双唇。一只手臂从体侧向后，另一只手臂经由对侧肩膀向下，双手手指互握（形成牛耳）。这一体式可以调节并强健脚踝、髋部、大腿及肩膀。

圣牛

母牛是印度最为神圣的动物之一。母牛是耍酷之王，可以悠闲地漫步在公共场所或站在车来车往的大马路中央，而现代圣牛——汽车，不得不不惜一切代价躲着走以免伤及母牛。母牛被认为是丰厚的给予者。在印度，母牛浑身都是宝：它的力气可以用来帮助农民耕地；尿是有效的杀菌剂；粪便是绝佳的炉中燃料；牛奶可以制成黄油和酥油（后者常被印度人用于烹饪或运用在各种宗教仪式中）。

母牛本身也是众多瑜伽品质的体现。母牛非常祥和、接地气，并且慷慨、慈爱，实际上也被认作宇宙母亲之一。当母牛看到自己的宝宝时，充足的奶水就自动流了出来。因此，母牛及牛宝宝之间的关系便成了地球与其居民关系的完美象征。我们就如牛宝宝一般，在健康持续使用地球恩惠的同时，也能将爱献给它。

克里希那——神圣的牧牛人

克里希那众多的名字中有一个叫戈帕拉（Gopala，意为"母牛的庇护者"），还有一个叫戈文达（Govinda，意为"照顾母牛的人"）。曾经宇宙的创造者梵天深深怀疑克里希那的神性。他心想，"这区区牧牛人怎么可能是毗湿奴的化身？他只不过是一个腰里别着笛子，头上戴着孔雀翎，赤脚在森林里走的乡下孩子罢了！"梵天决定考验

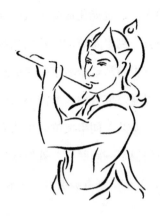

一下克里希那。

　　一日，天气晴朗，克里希那和他的牧牛小伙伴们一起在森林里休息。梵天趁机将牧童和牛群绑架藏在一个山洞里。之后，梵天返回原处，想看看克里希那面对失去同伴会做出何种反应。结果，让他大为吃惊的是，克里希那正在和他刚刚偷走的牧童及牛群玩耍。紧接着，梵天又回到山洞，看到了他最初藏起来的牧童与牛群。梵天用他的四颗头一起观察，一边看山洞一边看克里希那所在之处，然后发现两处都有同样的牧童和牛群。其实是克里希那从自身化出了牛群与牧童以挫败梵天。

　　梵天并不了解这位看似简单的牧牛人身上所具有的神性，或说他为人们可以化为一切事物的能力。克里希那能化成牧童们放牧的牛群，也能化成梵天藏匿起来的牛群与牧童。对于我们而言，克里希那的精神能从我们所喜爱的任何人身上找到。克里希那这个名字的字面意思是"都有吸引力"。我们可以通过成为他人所需要的而变得有吸引力，比如成为儿子、女儿、同事哭泣时可依靠的肩膀。在牛面式体式里，我们换了一副颜面，就像在生活中为了自己所喜爱的人展现出我们"都有吸引力"的本性。

鹤禅式

（Bakasana）

鹤禅式是一个看上去像是鹤立于水中的手臂平衡体式。在做这个体式时，双手落地，屈肘，膝盖抵在手臂后方。我们要像鹤在捕鱼时全神贯注地盯在水面一样，盯住固定的一点（也叫dristhi，凝视点）以找到平衡。

伪装成鹤的死亡之神

《摩诃婆罗多》是一部印度史诗，讲述了两个家族争夺领土统治权的故事：处于下风但正直的班度族（Pandava）以及他们的劲敌——邪恶的俱卢族（Kaurava）。班度族五兄弟在一场与俱卢族掷骰子的博弈中失利而被驱逐流放到森林里12年。一天，他们都感觉口渴，便一起去找水。爬上一棵树后，他们看到了湖，于是一个接一个地去打水。但每次有人走到湖边总会有个声音大声警告喝了湖里的水就会死。然而，他们太渴了，难以抗拒清凉的湖水。因此，他们一个接一个死去。

最后到达湖边的是年纪最大的国王尤帝士提尔（Yudhisthira）。当国王见到四个死去的弟弟时，悲痛欲绝。突然，那个声音又传了过来，但这次国王尤帝士提尔看到了讲话的竟然是自己面前的一只巨鹤。鹤开口说话了："是我杀死了你的弟弟们。如果你喝了湖中的水也会死掉。但是，如果你能正确回答我的问题，我会让你的弟弟们复活。"接着，这只鹤问了国王尤帝士提尔如下问题："当今世界有什么新闻？"

面对这个问题，国王尤帝士提尔并没有回答如今充斥在新闻播送里的经济形势或近期的自然灾害。相反地，他回答道："所有生灵都忘却了他们内在灵性的本质，处于无明的状态中，这让他们痛苦万分。"

下一个问题是："最伟大的奇迹是什么？"国王尤帝士提尔并没有以那些寻常的诸如埃及金字塔或泰姬陵作为

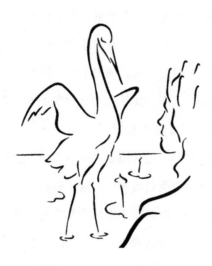

答案。相反，他回复道："尽管我们看到身边的人和生灵不断死去，却相信这种事情不会发生在自己身上。我们认为自己会逃脱死亡。"

第三个问题是"真正的道路是什么？"国王尤帝士提尔回答说："真正的道路存在于追随实现自我了悟的圣人与瑜伽士。真理隐藏于他们的心中，他们乐意与真正想学习的人分享他们的知识与恩典。通过向那些无利己之心、甘于奉献的伟大老师学习，我们也会尽力效仿这些优秀品质。"

最后一个问题，鹤问道："谁是这个世界上开心的人？"对于这个问题，国王尤帝士提尔回答："自我了悟的人。他们通过消除自身的业而还清了所有的债，从而变得真正开心。"最后，鹤显现出了自己的原形——死亡之神阎罗（Yama）。他对国王尤帝士提尔的回答非常满意，并让他所有的弟弟都起死回生了。

这些问题及回答是对瑜伽之路的总结。它始于我们觉察到自己经常忘记我们的神性，这让我们饱尝痛苦。无明是强烈而持续的，我们错误地认为死亡只会发生在别人身上，错误地与不断变化的身心等同起来。但意识到这些误解后，我们便可以采取恰当的措施降低影响。我们可以通过再度与真实的自我建立联结，根据瑜伽原则开始生活。我们与自身神性本质的联结越密切，我们体验到的平和与满足感就会越长久。这是瑜伽对我们的应允，是此时此地我们所有人都可以体会到的。

国王尤帝士提尔在面对自己弟弟死亡及鹤所提出来的试探性问题时没有失去内心的平衡。同样，我们在专注于鹤禅式时也要保持平衡。

挺尸式

（Shavasana）

Shavasana是最后放松的体式。在这个体式中，我们仰卧放松整个身体，以吸收刚刚练习的效果。Shavasana字面意思是"挺尸式"，它象征自我的消亡以及有望实现觉醒到意识开悟的状态。

在西方文化中，死亡对大部分人来说是应当尽量避免的冷话题。然而，在瑜伽传统中，死亡并不是令人不悦的存在。相反，它是让我们充分准备，进入崭新明日的最终仪式。正如克里希那在《薄伽梵歌》中对阿周那解释的那样：肉体是我们灵魂的衣服，当它破旧不堪时就需要被换掉。在鹤禅式故事中，我们了解到，我们通常不会想到自身正在走向死亡。瑜伽传统告诉我们，考虑死亡是明智的，因为它会给我们一种目标感，激发我们充分利用在这世界上的每一天。

优雅的结束

曾经有一位国王名叫帕里克希特（Parikshit）。他是一位贤明公正、体恤子民的统治者。有一天，他骑马穿过森林，恰好口渴了，于是便停在圣人沙弥卡（Shamika）的小屋处讨水喝。但是，沙弥卡正处于深度冥想的状态，根本听不到国王的请求。帕里克希特恼羞成怒，将地上一条死蛇捡起来扔在冥想的圣人脖子上。就在这时，圣人的儿子出现了。看到国王如此羞辱自己的父亲，他诅咒帕里克希特七天内会死于蛇咬。

当圣人沙弥卡从冥想中退出来知晓了发生的事情后，他指责自己的儿子不应该因为这么小的冒犯就诅咒一位令人敬重的国王。但是，诅咒一说出口就再也收不回来了。国王帕里克希特接受了自己的命运，回到家便放弃了王位。然后，他走到恒河岸边，看到那里有一群圣人聚集在一起冥想、讨论灵性话题。国王帕里克希特加入了他们并

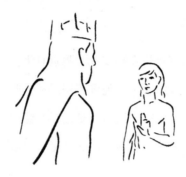

请求圣哲们教授他瑜伽的科学。

　　就在这时，一个十六岁名为舒卡戴瓦（Sukadeva）的裸体圣人来了。舒卡戴瓦是整部《吠陀经》编撰者维亚萨（Vyasa）的儿子，他已经完全开悟了。所有的圣哲都起身向他致敬。然后，国王帕里克希特请求舒卡戴瓦教授他心灵的科学。接下来的七天，舒卡戴瓦将瑜伽教给国王。整个教导的过程如此安静，安静到连一根针掉落的声音都能听得清清楚楚。当舒卡戴瓦问国王是否需要停下来吃点食物喝点水时，国王回答说，神性的知识完全可以满足他的饥渴。七天过后，国王实现了开悟，敞开心胸迎接了自己肉体的死亡。

超越死亡

国王帕里克希特在得知死亡将近且无法避免时，做出了一个非同寻常的决定。他没有用最后的时日与家人一起度过或是挥霍自己的财富，而是选择归隐山林，与圣哲们一同冥想。如果我们知道自己只剩七日可活，又会如何度过呢？

帕里克希特实际上是非常幸运的，因为他知道自己何时会死去。他明确地知道自己只有七日可活，因而能对这几日善加利用。而我们并不知道自己何时会死。正如国王尤帝士提尔在鹤禅式的故事中讲到的，是幻象让我们否认自己必死的命运。但是，有谁会确保我们能够活得长长久久，足以见到下一次日出呢？死亡是终极的警钟。当它来临时，我们不得不放下我们所积蓄的一切。我们两手空空来到这世界上，必将两手空空离开这世界。从瑜伽的角度来说，觉知死亡不会将我们变成乖戾之人，相反，它会让我们在自由与喜悦中度过每一个时刻。

挺尸式象征着一切与灵魂无关的事物的臣服。当我们完成瑜伽练习并且做到了全力以赴，则是时候放下了。到了瑜伽休息术，也就是瑜伽式睡眠的时候了。它不因疲倦而产生，而是以一种完全开放的心态，将无条件爱的恩典纳入到我们的生活中来。爱的化身克里希那在《薄伽梵歌》中对阿周那说："请放下你所有的责任，作为爱的化身臣服于我。我允诺你死后会来到我身边，不会在幻象的世界中再度出生。这一知识是无上的智慧，是最秘密的秘密。它是最纯的知识，是不朽的，它的经验会带来最大的喜乐。"

跋

　　我们都有拓展自身瑜伽体验的工具；我们只需恰当地使用它们，让它们通过我们发挥作用。每个体式背后的神话故事都是一条纽带，帮助练习者准确地理解每个体式并且提升身体动作之外的精神与灵性层面的益处。

　　《体式神话》一书为读者提供机会以进入到瑜伽体式与神话之间的隐喻联系中。当一个人沉浸在体式中时，他探索到的不仅仅是外在的身体表现，还会有包含在体式故事中的深层意义。这种古今的顺畅衔接不仅为瑜伽学生打开了一扇探寻深刻瑜伽之路的窗，更为他们提供了切实可行的练习内容。

　　通过讲故事，我们暂且进入到神仙的国度并置身其中。一旦我们感到根基扎牢，理解了故事的深意，我们便也成了故事中的角色。这本书提醒我们恰当理解我们自身以及所处世界的重要性，因为，只有当我们真正感受到内心单纯的喜悦时，我们才能将这份喜悦与他人分享。实际上，本书作者阿兰娜和阿诸那也说，"通过活在喜悦中去激励别人找到喜悦的源泉"。

做体式能够让练习者学习到瑜伽所要传达的原则。比如，当一个人做anjali手印时，内心便真的升起一种敬畏之情，同时，这个人在毫不知情的情况下与手印引发的敬畏行为联结在一起。通过轮式，练习者发现存在于体内的能量之轮。带着这种新的觉知，练习者不仅有了熟悉脉轮系统之美的机会，而且能与我们内在中心存在的自然平衡相协调。

体式在这本书中变得活灵活现，就像我们的老师。通过看似简单地进入体式，练习者开始感受蕴含在体式当中的神话与智慧。当我们的体式练习变得纯熟并与我们对体式神话的理解相融合时，我们便会体验到练习的真正意义，即此生平实现平静与协调。

马诺拉玛（Manorama）

2010年1月

致 谢

首先，向我的合著者及身穿闪亮盔甲的文学骑士——阿诸那·范德·库伊（Arjuna van der Kooij）——致以最诚挚的谢意！他渊博的学识及高度的灵魂为我们的合作注入了源源不断的灵感。非常感谢我敬重的老师们——沙伦·甘农（Sharon Gannon）、大卫·莱夫（David Life），以及马诺拉玛（Manorama）。没有他们的指引与教诲，没有诸多友人的帮助，我脚下的这条路便不会走得如此顺畅。致敬我的两位得力助手——马克·迈纳斯（Mark Meiners）和科里·布莱恩特（Cory Bryant），他们在这整个过程中，为我四处奔走，向他们表达我深深的爱。最后，感谢我最亲爱的朋友——克里斯·伊泽尔（Chris Yeazel），如果不是因为他，我绝不会有如此勇气挑起这么重的担子。

　　　　　　——阿兰娜·凯瓦娅（Alanna Kaivalya）

　　我想谢谢我的老师们将瑜伽这份无价的礼物传给了我；感谢拉乌尔·高夫（Raoul Goff）的友谊、提供的视角及对我的鼓舞；感谢扎克·考弗（Zack Kaufher）挑剔的眼光及诗意的贡献；感谢尹耐克·维尔莱波茨（Ineke Willeboordse）与斯蒂芬·巴克（Stefan Bakker）的编辑反馈；感谢所有曼达拉出版社工作人员，出版了这么多美好而有意义的图书。我爱我的家人们和朋友们，你们是我快乐的源泉，由衷地感恩。深深感谢我的合著者及好搭档阿兰娜·凯瓦娅（Alanna Kaivalya），让这次项目变成一段充满启迪与愉悦的旅程。

　　　　　　——阿诸那·范德·库伊（Arjuna van der Kooij）

　　两位作者共同感谢拉乌尔·高夫（Raoul Goff）让这个项目得以启动；杰克·格里（Jake Gerli）为这本书的问世所做的前期准备；文字编辑底波拉·科普斯（Deborah Kops）和米凯拉·布查特（Mikayla Butchart）帮助润色文字；美术编辑达格玛·秋哲耐克（Dagmar Trojanek）和

芭芭拉·詹尼丁（Barbara Genetin）为本书设计精美的外观；生产经理安娜·万（Anna Wan）让这本书的成品达到一流水准；感谢詹·布热津斯基（Jan Brzezinski）和菲利普·琼斯（Phillip Jones）善意的建议；西瓦·雷亚（Shiva Rea）为本书作序；马诺拉玛（Manorama）写了同样精彩的跋；感谢罗斯提·威尔斯（Rusty Wells），安娜·富勒斯特（Ana Forrest），MC·瑜吉（MC Yogi）以及罗德尼·意（Rodney Yee）支持本书，并为本书代言；最后，感谢又可爱又有魅力的负责人及编辑——凯文·富山（Kevin Toyama）。

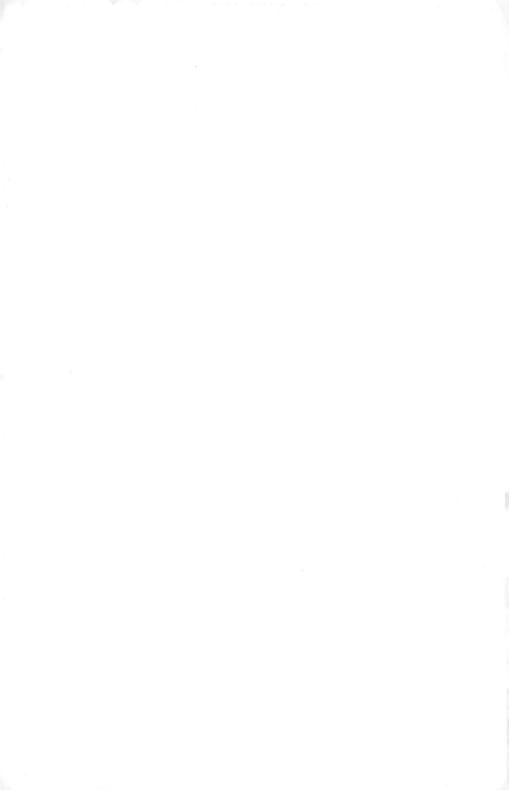